Hannes Urdl

Humorvoll pflegen

Hintergrundwissen und Impulse für die Pflegepraxis

Hannes Urdl

Humorvoll pflegen

Hintergrundwissen und Impulse für die Pflegepraxis

facultas

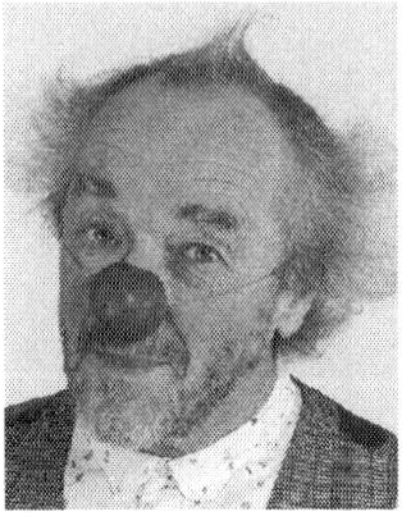

© ROTE NASEN

Hannes Urdl
ist Gesundheitsclown, Musiker und Workshopleiter. Er schöpft aus seiner 30-jährigen Erfahrung als Clowndoktor der ROTEN NASEN und hält Fortbildungen zu den Themen Humor, Burnout-Prävention und positiver Umgang mit Stress sowie persönlicher Leitungsstil im Mittleren Pflegemanagement.

Eine geschlechtergerechte Schreibweise wird in diesem Buch vorwiegend durch die Verwendung der Schreibung mit Stern * realisiert. Ist eine korrekte, alle Endungen berücksichtigende Schreibung auf diese Weise nicht möglich oder erfordert sie Ergänzungen, die den Lesefluss hemmen, so werden – stellvertretend für alle Geschlechter – die weibliche und männliche Form abgewechselt.

Bibliografische Information der Deutschen Nationalbibliothek
Die Deutsche Nationalbibliothek verzeichnet diese Publikation in der Deutschen Nationalbibliografie; detaillierte bibliografische Daten sind im Internet über http://dnb.dnb.de abrufbar.

1. Auflage 2025

facultas Verlag, 1050 Wien, Österreich
www.facultas.at, office@facultas.at
Umschlagfoto: Evheniia Vasylenko, iStock
Satz: Florian Spielauer, Wien
Lektorat: Laura Hödl, Wien
Druck: Facultas Verlags- und Buchhandels AG
Printed in the EU
ISBN 978-3-7089-2531-8
E-ISBN 978-3-99111-936-4

Inhalt

Vorwort

„Lache, wenn es zum Weinen nicht reicht." Dieses Zitat nach Herbert Grönemeyer habe ich vor vielen Jahren in einem Sprüchekalender zu Beginn meiner Karriere als Diplomierte Gesundheits- und Krankenpflegerin gelesen. Damals habe ich für mich beschlossen, diesen Satz als mein persönliches Mantra für mein (berufliches) Leben zu verinnerlichen. Über 20 Jahre durfte ich aktiv am Krankenbett auf einer chirurgischen Intensivstation arbeiten. Viele Situationen haben mich tatsächlich an meine physischen und psychischen Grenzen gebracht. Mein Mantra hat mir stets dabei geholfen, Patientinnen und Patienten oder deren Angehörigen trotzdem ein Lächeln abzugewinnen.

Inzwischen leite ich eine Akademie für Gesundheitsberufe. Hier „menschelt" es auch manchmal ordentlich. Ich habe mir mein Mantra auch für meine Teilnehmerinnen und Teilnehmer bewahrt. Lachen, das verinnerlicht wird, führt zum Strahlen unserer Mitmenschen. Beobachten Sie Ihre Mitmenschen genau. Eine Begegnung mit einer Strahlefrau oder einem Strahlemann löst im Gegenüber etwas aus. Positive Vibes, Verunsicherung, manchmal auch Angst. Der Autor des Buches trägt dieses Strahlen auch in sich. Vielleicht verinnerlicht durch seine langjährige Tätigkeit bei den ROTEN NASEN, vielleicht lediglich durch die Freude in der Begegnung mit Menschen: Who knows?

Gerade die Clownerie versucht, das innere Strahlen zu erwecken, das so viel bewirken kann: eine Krankheit leichter auszuhalten, den Heilungsprozess zu beschleunigen oder ein paar unbeschwerte Momente in einen Alltag zu bringen, der von Belastungen zu sehr dominiert scheint.

Humor in der Pflege ist weit mehr als nur Unterhaltung. Er stellt eine tiefere Verbindung her, die auf Empathie, Mitgefühl und Respekt basiert. Ich erinnere mich an zahlreiche Gespräche mit dem Autor, in denen er die transformative Kraft des Humors betonte. Er erzählte von Patientinnen und Patienten, deren Augen durch den Besuch eines Clowns wieder zu leuchten begannen, und von Pflegekräften, die durch das gemeinsame Lachen neue Energie schöpften. Diese Geschichten zeigen, wie Humor und Lachen helfen, eine Brücke zwischen Medizin, Pflege und Menschlichkeit zu schlagen.

Die Freude, die durch Humor in die Pflege gebracht wird, ist nicht nur für die Patientinnen und Patienten von Bedeutung, sondern auch für die Pflegekräfte selbst. In einer oft belastenden Arbeitsumgebung kann der humorvolle Umgang miteinander helfen, die Stimmung zu heben und den Teamgeist zu stärken. Lachen ist eine universelle Sprache, die über Barrieren hinweg verbindet und heilt.

Dieses Buch wird dazu beitragen, dass Pflegende den Humor als wertvolles Werkzeug vielfältig nutzen können, um den Arbeitsalltag mit den ihnen anvertrauten Menschen lustiger zu gestalten. In diesem Sinne wünsche ich Ihnen viel Freude beim Lesen und Entdecken der wunderbaren Welt des Humors. Möge dieses Buch neben dem Autor auch Sie zum Strahlen bringen.

Herzlichst

Karoline Riedler, BSc MSc
Leiterin der Akademie für Gesundheitsberufe des ÖGKV LV Steiermark
Präsidiumsmitglied des ÖGKV
Vorstandsmitglied des ÖGKV LV Steiermark

Warum ich dieses Buch schreibe

Meine Reise in die Gegenwart

In meinen jungen Jahren spielte ich leidenschaftlich Schlagzeug, leitete Percussionworkshops und Großgruppentrommelevents an. Ich hatte immer schon Freude daran, mit Menschen gemeinsam kreativ zu sein und sie zu unterhalten, auch später als Schauspieler und Kabarettist. Die Liebe zur Gitarre öffnete mir die Tür zur instrumentalen Gitarrenmusik sowie zu ernsten und humorvollen Liedern. Als junger Erwachsener entdeckte ich schließlich die Clownerie und schloss mich den ROTEN NASEN an. Diese Arbeit ermöglichte es mir, meine kreativen und unterhaltsamen Talente auf besondere Weise in die oftmals sehr berührenden Begegnungen mit Menschen einzubringen. Aufregend und neu war für mich die Erfahrung, die transformative Kraft des Lachens und Humors im Krankenhaussetting hautnah zu erleben und mitzugestalten dürfen.

Die prägende Kraft der Clownerie

Diese zahlreichen Erlebnisse in Krankenhäusern und Pflegeeinrichtungen haben mich zutiefst menschlich geprägt und bereichert. Über drei Jahrzehnte als Gesundheitsclown haben mir nicht nur ein tiefes Verständnis für das Funktionieren von Gesundheitseinrichtungen ermöglicht, sondern auch die Erkenntnis geschenkt, wie hilfreich Humor für den Genesungsprozess ist.

Mit großer Leidenschaft teile ich heute meine Erfahrungen und Reflexionen als Gesundheitsclown mit Menschen in helfenden und pflegenden Berufen. Ich unterstütze sie dabei, ihr eigenes Humorpotenzial zu erkennen, es weiterzuentwickeln und in ihren Berufsalltag einfließen zu lassen. Dieses Buch richtet sich sowohl an Pflegepersonen in Ausbildung und Praxis als auch an alle, die mehr über die Hintergründe und Wirkungsweisen von Humor erfahren möchten.

Die Geschmacksrichtungen des Humors

Das Buch ist, wenn Sie so wollen, eine prall gefüllte Obstschale, die ich für Sie mit Erkenntnissen aus verschiedenen Bereichen der Humorforschung gefüllt habe. Diese Erkenntnisse erläutere ich anhand zahlreicher, wunderbar menschlicher Anekdoten aus der Pflege. Weiters finden Sie im Buch eine Fülle an Humortipps aus der Praxis für die Praxis. Zudem gibt es anregende Inspirationen aus der Welt der Gesundheitsclownerie sowie einige seltene Früchte aus meinem philosophischen Garten: Empathissen, Poesinen und Humorillen.

Greifen Sie zu und genießen Sie den Geschmack des Humors in all seinen Facetten!

Humor als Lebenselixier – eine Einleitung

Da Sie dieses Buch in Ihren Händen halten, nehme ich an, dass Humor für Sie wohl eine besondere Bedeutung hat. Er bringt uns zum Lachen, sorgt für psychische und physische Entspannung, hilft uns, emotionalen Druck abzulassen, und lässt uns die Verbundenheit mit anderen Menschen spüren.

Mit Humor haben Sie einen Schlüssel zur Lebensfreude in der Hand. Er wirkt belebend und erfrischend, wie ein Elixier, das Ihren Tag erhellt.

In diesem Buch finden Sie eine Vielzahl an Anregungen, um Ihren Sinn für Humor zu schärfen. Nutzen Sie diese Kraft, um Ihren beruflichen Tagesablauf mit humorvoll-stimmigen Momenten zu würzen und so die Kommunikation mit Ihren Mitmenschen auf freudige Weise zu vertiefen.

Humor ist ein Survival-Tool

„Ohne Humor würde ich das alles nicht schaffen." Diesen Satz höre ich immer wieder vom Pflegepersonal, egal ob in Pflegeeinrichtungen oder im Spital.

Frisch von der Ausbildung kommend landen Sie nun bei Ihrer ersten Arbeitsstelle. Dort stellt sich die Herausforderung: „Das, was ich gelernt habe, lässt sich hier nicht eins zu eins umsetzen. Plötzlich bin ich dafür verantwortlich, was ich tue. Es wird hier zum Teil auch anders „gemacht", als ich es in der Ausbildung gelernt habe." Nun geht es darum, mit diesen neuen Herausforderungen umzugehen. Sie lernen und beginnen, Ihren eigenen Stil zu entwickeln, wie Sie Aufgaben bewältigen.

Nach einiger Zeit meldet sich die Psyche oder der Körper oder gleich beide: „Wenn ich das alles so machen soll wie gefordert, dann weiß ich nicht, wie ich das auf Dauer schaffen werde." Die Gründe dafür können vielfältig sein: eine unzureichende Einschulung, ein herausfordernder Stationsalltag, wenig bis keine Kolleg*innen, mit denen Sie sich gut verstehen und die Ihnen Halt geben.

Natürlich kann es auch sein, dass die Leitung toll und motivierend, das Klima auf der Station nett und die Arbeit mit den Patient*innen befriedigend ist. Irgendwo dazwischen werden wohl Ihre persönlichen Erfahrungen liegen. Spätestens zu diesem Zeitpunkt wird für Sie etwas zum Thema, das auch Thema dieses Buches ist.

„Wenn ich mir alles zu Herzen nehme, was hier geschieht, dann weiß ich nicht, ob ich das auf lange Sicht bewältigen kann." In dieser Phase der Identitätsfindung arrangieren Sie sich mit den gegebenen Umständen und entwickeln Strategien zur Bewältigung der anstehenden Aufgaben. Neben guten Kolleg*innen und einer gerechten Stationsleitung, die ein offenes Ohr für individuelle Lebensumstände hat, ist die humorvolle Betrachtung von Ereignissen und der scherzhafte, freundliche Umgang miteinander eine große Kraftquelle. Diese hilft, schwierige Momente besser zu bewältigen, schafft eine entspannte Atmosphäre und führt zu vermehrten Flowerlebnissen. „Man ist öfter im Fluss", wie so mancher Fisch sagen würde, wenn er sprechen könnte. Kurzum: Sie fühlen sich rundum wohler.

In dieser Phase wird der Grundstein dafür gelegt, den Job langfristig gut und mit Freude auszuüben. Sie entwickeln Ihren persönlichen Stil, Ihr Selbstvertrauen wächst und auch Ihre Fähigkeit, sich von emotionalisierenden Begebenheiten abzugrenzen. Sie finden Ihren eigenen Umgang mit der erforderlichen Empathie und der notwendigen Distanzierung, die beide unverzichtbar sind. Auf diese Weise finden Sie Freude am Beruf und werden zum Profi.

Die vielen Facetten des pflegerischen Humors

Bei vielen verschiedenen Ausprägungen dieser „entwickelten und gut im Job gelandeten" Pflegepersonen ist Humor eine fixe Ressource. Sei es die ruhige Gesundheits- und Krankenpflegerin, die einfach ihre Arbeit tut und manchmal zur freudigen Überraschung ihrer Umgebung sehr treffende Bemerkungen macht, oder der bunt gekleidete, quirlige Pflegefachassistent, der sein Herz auf der Zunge trägt und bei den Bewohner*innen des Pflegeheims besonders beliebt ist. Als besonders warmherzig erweist sich auch die Pflegeassistentin mit Migrationshintergrund, die ihre Schwierigkeiten mit der deutschen Sprache durch besonders gestenreiche Gespräche kompensiert. Sie schafft es, auch zu in sich gekehrten Bewohner*innen eine vertrauensvolle Nähe herzustellen.

Oder auch der Arzt, der einen Anruf eines Kollegen entgegennimmt:

> Anrufender Arzt: „Grüß Gott, bin ich jetzt in Graz?"
>
> Angerufener: „Ob Sie in Graz sind, das weiß ich leider nicht."
>
> Anrufender: „Oh, dann bin ich wohl falsch verbunden." Legt auf.
> (Biemann, 2021)
>
> Angerufener: Grinst.

Ich kenne viele Pflegende, bei denen sich Humor auf sehr unterschiedliche Art und Weise zeigt. Sie nehmen sich selbst oder andere liebevoll „auf die Schaufel", kommentieren problembehaftete Situationen trocken oder trösten einfühlsam, indem sie spielerische Momente aus der Kindheit in die Begegnung einbringen. Eine zentrale Eigenschaft des Humors ist seine Fähigkeit, Kommunikation zu fördern und Beziehungen zu vertiefen. Damit werden wir uns in diesem Buch ausführlich beschäftigen.

Ein Schatz an Anekdoten

An dieser Stelle möchte ich mich bei den Teilnehmer*innen meiner Humorkurse für die vielen Geschichten aus der Praxis bedanken. Sie lassen lebendige Bilder entstehen und bereichern die theoretischen Erläuterungen mit der Farbe des praxisnahen Erlebens. Viele dieser Anekdoten versteht man am besten, wenn man selbst dabei gewesen ist. Ich bitte daher um Verständnis, dass ich die eine oder andere Begebenheit in der Schilderung etwas verändert habe, damit der wahre Kern der Geschichte deutlicher zutage treten kann. Selbstverständlich wurden auch die Namen der erwähnten Personen geändert.

Humor verbessert Ihre Kompetenz als Pflegekraft

Mehr Humor im Krankenhaus und im Pflegeheim bringt mehr Lebensqualität für alle Beteiligten. Als Pflegekraft, von der ein breites Spektrum an Fähigkeiten und Qualifikationen erwartet wird, profitieren Sie von der Erweiterung Ihrer Humorkompetenz.

- Humor verbessert Ihre Kommunikationsfähigkeit, da er die Interaktion zwischen Pflegekräften, Patient*innen und deren Angehörigen erleichtert und flüssiger macht.
- Er ist ein bewährtes Mittel gegen Stress, schafft eine positive Atmosphäre und hilft so dabei, die anstehenden Aufgaben entspannter, konzentrierter und souveräner zu bewältigen.
- Humor bringt Sie zum Lachen und hilft Ihnen dadurch, besser mit den körperlichen und emotionalen Anforderungen Ihres Berufs umgehen zu können. Damit trägt er langfristig dazu bei, Ihre Gesundheit und Leistungsfähigkeit zu erhalten.
- Er fördert auch Ihre Teamfähigkeit, indem er die Bindung zwischen den Teammitgliedern stärkt. Konflikte können rascher gelöst werden oder entstehen erst gar nicht.

Jetzt sind Sie dran!

Ich schreibe dieses Buch, weil ich in vielen Jahren als Clown die Beherztheit und Professionalität des Pflegepersonals kennen- und schätzen gelernt habe. Nun möchte ich meine Erfahrungen gerne mit Ihnen teilen. Mein Wunsch ist es, dass Sie Ihre humorvollen Fähigkeiten, die ich bei vielen Pflegenden immer wieder beobachten konnte, erweitern und noch mehr im Pflegealltag einsetzen. „Jetzt sind *Sie* dran!"

In diesem Buch geht es um Humor, um das Lachen und seine positiven Auswirkungen auf den Menschen. Es geht darum, wie Sie diese wunderbare Charaktereigenschaft in Ihrer Persönlichkeit gut verankern und zum Blühen bringen können. Während die Fähigkeit zum Lächeln und zum Lachen angeboren ist, ist Humor erlernbar. Ich lade Sie ein, sich mit Ihrem eigenen Humor zu beschäftigen, ihn zu reflektieren und mit großer, spielerischer Lust weiterzuentwickeln. So geben Sie ihm einen hilfreichen und wirksamen Platz in Ihrer Persönlichkeit.

Spüren Sie konkrete Möglichkeiten und passende Gelegenheiten auf, um Humor in Ihren Arbeitsalltag zu integrieren. Die Arbeitsblätter zu diesem Buch bieten eine Reihe konkreter Fragen zu Ihrem persönlichen Humorstil und geben Ihnen die Gelegenheit, spielerisch kreativ zu werden. Sie enthalten viele Anregungen, wie Sie Humor in den Krankenhaus- und Pflegealltag einbringen können. Die Arbeitsblätter finden Sie unter diesem QR-Code:

Wir werden der Frage nachgehen, wie die Atmosphäre auf der Station humorvoll aufgelockert werden kann. Vielleicht sind es Bilder an der Wand oder die Korktafel in der Teeküche, an die lustige Sprüche, Fotos und Cartoons gepinnt werden können. Hier sind auch die Stationsleitungen gefragt, Initiative zu zeigen und unterstützend zu wirken.

Erfahrungen aus der Welt der Clownerie

Ich war viele Jahre lang Clown bei den ROTEN NASEN. Neben all den schönen Momenten mit den Patient*innen und deren Angehörigen habe ich auch die Pflegekräfte erlebt, die immer wieder freundlich und kompetent ihre Arbeit verrichten. Ich habe allergrößten Respekt davor und sehe, wie sehr die Atmosphäre einer Station vom Spirit der Pflegenden geprägt ist. Sie kommen bisweilen in die Zimmer mit, um zu sehen, wie wir mit den Kindern und Jugendlichen arbeiten. Ich glaube, dass die Gedanken- und Gefühlswelt des Gesundheitsclowns für Sie anregend und inspirierend sein kann. In kniffligen Situationen können Sie sich gerne von der Frage leiten lassen: Was würde wohl ein Clown an meiner Stelle tun?

Wenn ich in diesem Zusammenhang von „wir" spreche, ist das allerdings meine persönliche Sicht auf Clownerie. Die Blickweisen sind oft unterschiedlich und jeder Clown versteht und lebt Clownerie einzigartig. Willkommen in der bunten Welt der Clowns!

Ihre persönliche Humor-Waschstraße

Dieses Buch ist, wenn Sie so wollen, eine Humor-Waschstraße für seine Leser*innen.

Ich geleite Sie durch folgende Themen:

- Was ist Humor?
- Was ist Lachen?
- Welche Erkenntnisse liefern Humortheorien?
- Selbst humorvoll sein, wie geht das?
- Was kann ich von Gesundheitsclowns lernen?
- Welche Möglichkeiten habe ich, Humor in Krankenhäuser und Pflegeheime zu bringen?

Wenn Sie hinten aus der Waschstraße kommen, dann sind Sie hoffentlich mit Heiterkeit eingeschäumt und funkeln vor Freude, haben eine Ideendusche hinter sich und eine ordentliche Portion trockenen Humors!

Wie bei jedem Handwerk braucht es Talent, Ausbildung und Praxis. Trainieren Sie Ihren Blick fürs Komische, streuen Sie humorvolle Bemerkungen in Ihre beruflichen Gespräche ein. Üben Sie Ihre Humorfertigkeiten, so wie Sie auch Kochen, Gärtnern und Radfahren erlernt haben. Finden Sie Spaß und Freude daran! So kann die Lektüre dieses Buches für Sie zu einem Sprungbrett für mehr Humor in Ihrem Leben werden.

Ihr Talent haben Sie schon gezeigt, indem Sie dieses Buch lesen, und die Praxis wird kommen, wenn Sie die für Sie passenden Ideen und Anregungen mitnehmen und mutig in Ihren Arbeitsalltag einbringen. Damit endet diese Einleitung, ganz nach dem Motto von uns Clowns: Keep it short and stupid. Naja, sieben Seiten, nicht ganz short. Aber das stupid, das kommt noch, versprochen!

Humor – eine innere Haltung

Beginnen wir mit der Frage, was Humor denn nun eigentlich ist. Humor ist die Fähigkeit und Bereitschaft, auf bestimmte Dinge heiter und gelassen zu reagieren. So steht es im Duden. Ja, wer damit gut ausgestattet ist, ist oft nah dran an den Freuden des Lebens. Am Spaß, an der Ausgelassenheit und am Genießen.

Manche haben weniger davon, es gibt auch hin und wieder komplett humorbefreite Menschen. Humor kann allerdings dabei helfen, schwierige Situationen zu meistern, und trägt dazu bei, sich in einer Gruppe sicher und wohlzufühlen. Wer diese Lernerfahrungen in der Kindheit jedoch nicht gemacht hat, dem fehlt dieses wirksame Werkzeug im späteren Erwachsenenleben. Die Bereitschaft, sich auf humorvolle Impulse einzulassen, hängt auch vom richtigen Moment ab. Manchmal möchte man nicht gestört oder aus seinen Gedanken herausgerissen werden. Der Augenblick muss stimmen.

Humor: Definitionen, Einsichten und Erhellendes

Stellen wir uns ein heiteres Treiben vor, ein Treffen von Menschen, die gerne über Humor und seine Auswirkungen auf ihr Leben nachdenken. Es fallen kluge Sätze wie diese:

„Humor ist eine Haltung, eine innere Einstellung dem Leben gegenüber. Er hat mit Denken zu tun und mit Fühlen."

„Humor ist ein wunderbares Werkzeug, um Freude zu erzeugen, und hilft mir beim Aufrichten nach dem Scheitern. Er ist eine Kraftquelle in schwierigen Lebensumständen."

„Humor ist mein Gefährte, mit dem ich durchs Leben gehe. Er hilft mir dabei, anzunehmen, was nicht zu ändern ist."

Viele gehen gedankenversunken auf und ab, andere wiegen ihre Köpfe nachdenklich hin und her.

„Mit Humor kann ich unangenehmen Situationen etwas Positives abgewinnen. Etwas Skurrilität und Turbulenz zulassen und mein gewohntes Leben ein wenig durcheinanderbringen, damit es sich dann, besser geordnet, wieder gut setzen kann."

„Humor hilft mir dabei, meine glücklichen Momente noch besser zu erleben."

„Meinen Humor zu entwickeln, bedeutet, zu lernen, eine distanzierte Position einzunehmen und mich dadurch selbst aufheitern zu können. Phasen von Wut, Angst, Ärger, Resignation oder Trauer werden dadurch verkürzt oder weniger schmerzhaft. Ich kann Misserfolge schneller und besser akzeptieren und hinter mir lassen. Zuversicht und Freude können wieder wirksam werden."

So sinnieren sie über diesen Begriff und versuchen, seine Vielfalt und Tiefe zu ergründen, knacken bisweilen mit den Fingerknöcheln und blicken ab und zu gen Himmel.

„Humor ist mein Stift, mit dem ich gegen die Hilflosigkeit und Ungerechtigkeit anschreibe. Gegen die großen und kleinen Momente der Irritation und Lähmung."

Jemand findet einen Vergleich aus der Welt des Sports: „Humor ist mein Surfboard, auf dem ich die Welle meines Lebens reite."

„Humorvolle Begebenheiten sind oft sehr fragil. Diese wunderbaren Momente entstehen aus dem Zusammenspiel unterschiedlichster Elemente, die alle ihre Wichtigkeit und Bedeutung haben."

Einige gehen mit am Rücken verschränkten Händen herum, bleiben nachdenklich stehen, kratzen sich am Kinn und gehen dann weiter.

„Humor hilft dabei, auch über schlechte Zitate und falsche Quellenangaben in Büchern zu lachen." – Gaius Julius Einstein

„Ohne Humor wirkt alles direkt und ungebremst auf mich ein. Ich bin dem Leben schutzloser und unmittelbarer ausgeliefert."

„Auf die wesentlichen Dinge im Leben kann ich keinen Einfluss nehmen. Ob Krieg ausbricht, die Aktienkurse sinken, mich eine schwere Krankheit heimsucht oder ein Gewitter über mich hereinbricht. Was ich jedoch kann: Meine Haltung dazu einnehmen und entscheiden, wie ich darauf reagiere. Humor ist zur Bewältigung dieser Geschehnisse eine wesentliche Unterstützung."

Sie sehen schon, dieses Sinnieren darüber, was Humor ist und bewirken kann, könnte munter noch einige Seiten weitergehen. Ich möchte dennoch hier stoppen und Sie dazu einladen, nachzuspüren, welche Sätze Ihnen besonders gut gefallen haben. Welche Sie spontan als zutreffend und relevant empfunden haben. Dies kann ein Fingerzeig sein, wie Ihr persönlicher Humor gelagert ist, wo Ihre eigenen Humorzugänge liegen. Was wären *Ihre* Gedanken über Humor, wären Sie bei diesem Treffen dabei gewesen?

Ich möchte Sie einladen, mit mir über die Wirkung humorvollen Tuns nachzudenken. Was geschieht bei einer humorvollen Begegnung? Wie ist die Situation vorher, was ist nachher anders? Wie geht es den Beteiligten?

Wozu ist Humor imstande?

Manchmal bereite ich mir die Freude, in Zivilkleidung unerkannt zu beobachten, wie meine Clownkolleg*innen in den Wartezimmern der Spitalsambulanzen aktiv sind. In der Regel sitzen die kleinen und großen Patient*innen auf ihren Stühlen und warten, bis ihr Name oder ihre Nummer aufgerufen wird, warten auf ihre Untersuchungen. Langeweile herrscht vor. Immer wieder geht eine Tür auf, Personen werden gerufen. Menschen gehen schweigend durch den Wartebereich und verschwinden hinter den Pforten.

Dann hört man plötzlich die Clowns. Sie kommen oft mit Musik um die Ecke, präsentieren ihre Show, erfreuen die Menschen und ziehen dann weiter. Ein interessantes Phänomen wird sichtbar: Auch wenn die Clowns wieder fort sind, so bleibt doch die freudige Atmosphäre im Raum. Die Menschen beginnen, vermehrt zu reden, erzählen einander ihre Beobachtungen. Kinder laufen quer durch den Wartebereich und nehmen Kontakt zu fremden Menschen auf. Erwachsene, die gerade schweigend auf ihr Smartphone gestarrt haben, wechseln nun Blicke, sprechen miteinander und schmunzeln noch einmal gemeinsam darüber, was sie gerade erlebt haben. Diese humorvollen Momente sind Momente der verstärkten Wachheit. Gemeinsames humorvolles Erleben ist ein Turbo für die Kommunikation und den Austausch untereinander. Gelassenheit und Freude am Leben werden spürbar.

Humortheorien und gelebte Praxis

Warum finden wir etwas komisch? Und warum gibt es Menschen, die über eine humorvolle Begebenheit herzhaft lachen, während andere nur den Kopf schütteln? Wozu ist Humor überhaupt gut?

Unterschiedliche, vielseitige Perspektiven

Es gibt eine unerschöpfliche Vielzahl an wissenschaftlichen Arbeiten, die sich dem Humor gewidmet, viele kluge Köpfe, die sich über dieses Thema gebeugt haben. Dabei zeigen sich unterschiedliche Perspektiven, die das Phänomen Humor treffend und klar zu erforschen und beschreiben versuchen. Bei genauerem Hinsehen gleitet Humor jedoch wie ein nasses Stück Seife aus der Hand, sobald man denkt, man hätte es im Griff. Zu vielschichtig sind die Situationen, in denen Humor stattfindet, zu unterschiedlich die Motive der handelnden Personen und zu mannigfaltig die Geschmäcker und Reaktionen auf ein und dieselbe humorvolle Begebenheit.

Viele Helfende und Pflegende wissen jedoch aus eigener Erfahrung, wie hilfreich und entlastend Humor bei der Bewältigung eines herausfordernden Arbeitstages sein kann. Mit einer humorvollen und freudigen Stimmung auf der Krankenstation geht die Arbeit viel leichter von der Hand. „Humor ist mein Paar Schwimmflügel im Fluss des Lebens" lautet ein Spruch, den ich persönlich sehr gerne mag und der auf die Situation vieler Pflegender zutrifft.

Es ist faszinierend, die verschiedenen Theorien des Humors (wie die Entlastungs-, die Soziologische, die Inkongruenz-, die Überlegenheits- und die Spieltheorie) genauer zu betrachten. Diese Theorien bieten uns einen umfassenden Einblick in die vielfältigen Wirkungsweisen des Humors. Sie helfen uns, zu verstehen, was in Patient*innen, Kolleg*innen,

Vorgesetzten und letztendlich auch in uns selbst vorgeht. Mit dieser Einsicht in die verschiedenen Zugänge können wir in einen stimmigen und verständnisvollen Austausch mit anderen Menschen treten.

Ein Ansatz, um die Wirkung von Humor zu beschreiben und zu verstehen, ist die sogenannte **Entlastungstheorie**.

Die Entlastungstheorie

Eine recht beleibte Pflegefachassistentin erzählt von einem wahrlich schwerwiegenden Vorfall: Eine ziemlich hochgewichtige Dame ist in ihrem Zimmer aus dem Rollstuhl gerutscht und hat, nachdem sie es allein nicht mehr zurückgeschafft hat, begonnen, um Hilfe zu rufen. „Ich komme dann ins Zimmer, wo die Dame am Boden liegt, und versuche, ihr aufzuhelfen. Ich finde aber keine gute Stelle, an der ich anpacken kann. Durch die vielen, ausgeprägten Rundungen rutschen meine Hände immer wieder ab. Nach einigen erfolglosen Versuchen rufe ich meine Kollegin, die auch recht viel Gewicht auf die Waage bringt, und bitte sie um Hilfe. Zu dritt kämpfen wir, um die Dame irgendwie hoch ins Bett zu bekommen. Nach gut zehn Minuten erfolgloser Anstrengung und vielen Verrenkungen sitzen wir außer Atem und mit roten Gesichtern zu dritt am Boden und beginnen, lauthals zu lachen. Wir stecken uns immer wieder gegenseitig an und die Tränen laufen uns übers Gesicht."

Ich stelle mir vor, dass man nach mehreren Minuten Anstrengung am Boden sitzt und eigentlich nur zwei Optionen hat: Lachen oder Weinen. Beides entlastet und nimmt übermäßigen inneren Druck, aber das Lachen ist sicher die bessere Entscheidung, denn es befreit, gibt Auftrieb und frischen Mut.

Solche gemeinsamen Momente prägen sich tief ins Gedächtnis der Beteiligten ein und bleiben ein kostbarer Erinnerungsschatz. Scheitern at its best.

Die Entlastungs- und Befreiungstheorie beschreibt, wie Humor Spannungen vermindern kann. Die innere Anspannung aller drei Beteiligten steigert sich von Minute zu Minute. Jede Bemühung, die Dame wiederaufzurichten, scheitert. Die Anspannung ist letztendlich so hoch, dass sie sich in diesem gemeinsamen Lachanfall Luft verschafft. Das Gefühl der Hilflosigkeit und die Absurdität der Situation verleihen ihr noch eine zusätzliche komische Note. Wer allein scheitert, ist einsam. Wer gemeinsam scheitert, hat die anderen um sich und fühlt sich miteinander im Scheitern verbunden.

Ein praktischer Reißverschluss

Ein älterer Patient, der mit seiner Blinddarm-OP und der weiteren Versorgung im Spital zufrieden ist, fühlt sich dankbar und verabschiedet sich vom Pflegepersonal mit folgenden Worten: „Wenn ich nochmals eine Blinddarm-OP brauche, dann darf ich eh wieder zu euch kommen, oder?" Die Anwesenden schmunzeln und ein Pfleger antwortet ihm: „Darauf haben wir schon gehofft und Ihnen wohlweislich einen Reißverschluss eingesetzt."

Der Patient hat seine Erleichterung mit dem humorvoll-verrückten Gedanken ausgedrückt, dass er sich so wohlgefühlt hat, dass er sogar gerne nochmals zu einer Blinddarm-OP kommen würde, auch wenn dies vollkommen unlogisch ist. Der Pfleger nimmt diesen humorvollen Tonfall auf und antwortet entsprechend, dass man mit dem Anbringen des Reißverschlusses schon vorgesorgt habe. Die Botschaften dahinter sind folgende: Der Patient teilt mit: „Ich habe mich so wohlgefühlt bei euch und bin nun sehr erleichtert." Der Pfleger meint: „Das haben wir gerne gemacht. Wenn Sie nochmals Hilfe benötigen, sind Sie bei uns wieder herzlich willkommen und bestens betreut."

Der Patient reflektiert seine Situation und findet eine passende, humorvolle Formulierung dafür. Die Sorgen einer eventuellen Komplikation sind weggespült, er geht erleichtert nach Hause.

Aus Sicht der Entlastungstheorie hilft das Lachen dabei, körperliche Verspannungen zu lösen und unbewusst verdrängte Probleme abzumildern. Es wirkt sozusagen wie eine emotionale Entspannungsmassage.

Wir Menschen leben in einer Welt, in der wir immer wieder lernen müssen, mit Schwierigkeiten umzugehen. Durch das Lachen schaffen wir es, solche Situationen abzumildern. Oder anders gesagt: Lachen schafft eine Verschnaufpause zwischen den Herausforderungen des Lebens. Und diese Pausen brauchen wir speziell im Bereich der Pflege so dringend wie Blumen das Wasser und unsere Haut eine Berührung.

Der Schlüssel zu einer entspannten Behandlung

Eine Gesundheits- und Krankenpflegerin im Grazer UKH erzählt folgende Anekdote: „Eine Patientin muss sich einer längeren Therapie unterziehen, bei der ihr einmal wöchentlich eine lange Nadel in den Rücken gestochen wird. Nachdem sie ins Behandlungszimmer gekommen ist, erzählt sie mir, dass sie bei den Behandlungen in den Vorwochen jedes Mal Probleme mit dem Kreislauf hatte. Es wurde ihr schwindlig und schlecht. Nun kommt auch der behandelnde junge Arzt ins Behandlungszimmer. Ich sage zur Patientin: „Bitte den Oberkörper freimachen." Daraufhin macht der Arzt seinen Oberkörper frei! Wir lachen alle drei und die Patientin fühlt sich ermutigt, ihre Vorgeschichte mit dem Unwohlsein auch dem Arzt zu erzählen. Dieser antwortet: „Wenn ich eine lange Nadel in den Rücken kriege, dann wird mir wohl auch schwindlig." Ich wende mich nun beiden zu: „Kein Problem, wenn ihr mir beide umkippt. Ich kann Multitasking. An mir soll's nicht scheitern." Wir lachen nochmals herzhaft. Die Behandlung beginnt und verläuft komplikationslos. Zum ersten Mal wird der Patientin weder schlecht noch schwindlig."

Es ist augenfällig, dass die Patientin hier vor der eigentlichen Behandlung ihre Ängste ansprechen konnte. Dies führte zu einer entspannten Atmosphäre. Angst und Verkrampfung wurden im Vorfeld vermieden und das gemeinsame Lachen konnte seine entlastende Wirkung entfalten.

Kompetenz und Komik

Ein weiterer Aspekt ist das Verhalten des jungen Arztes. Natürlich ist es wichtig, dass ärztliches und medizinisches Personal seriös arbeitet. Dass dieser Arzt die Aufforderung der Gesundheits- und Krankenpflegerin bewusst humorvoll missverstanden hat, mindert keineswegs seine Kompetenz. Im Gegenteil, es zeigt, dass auch er ein Mensch mit Sinn für Humor ist und ebenso für Momente der Leichtigkeit zu gewinnen ist. Diese Leichtigkeit hilft, die Sorgen der Patientin rechtzeitig abzufangen oder wenigstens zu mildern.

Noch ein Gedanke: Wenn Pflege- und medizinisches Personal vor den Patient*innen auf humorvolle Weise interagiert, signalisiert dies, dass hier ein gut eingespieltes Team am Werk ist, das den professionellen Anforderungen gewachsen ist. Solche humorvollen Momente können Patient*innen dabei helfen, psychisch belastende Zustände wie Angst, Wut, Unsicherheit oder Scham zu lindern und erträglicher zu machen.

Die Soziologische Theorie

Die Soziologische Theorie sieht den Menschen als soziales Wesen, das durch Gemeinschaft und Zusammengehörigkeit aufblüht. Humor und Lachen werden im Gruppenkontext betrachtet. Wer in der Gruppe lacht, merkt schnell: Hey, ich bin nicht allein. Man gibt sich gegenseitig Halt und fühlt sich geborgen.

Lachen im Kreisverkehr

In der idyllischen Südsteiermark, direkt an der Südsteirischen Weinstraße, liegt das Bildungshaus Schloss Retzhof. Viele Kreisverkehre, Murauen, eine zauberhafte Landschaft. Im prunkvollen Eckzimmer im ersten Stock halte ich ein Humorseminar für Pädagog*innen. Eine Teilnehmerin kommt sechs Minuten zu spät, klopft laut, stolpert herein, sucht hektisch einen Platz, springt wieder auf, hängt ihren Mantel auf und eilt wieder zu ihrem Stuhl zurück. Ich unterbreche meinen Vortrag und warte gelassen. Es dauert ziemlich lange, bis sie sich beruhigt hat. Ihr nervöses Verhalten hat die aufkeimende gute Atmosphäre erheblich gestört. Aber kein Problem, ich setze neu an.

Nun, ich hätte die Begebenheit beinahe vergessen, wenn nicht ein Jahr später zur selben Zeit das gleiche Seminar im selben Zimmer stattgefunden hätte. Fünfzig (!) Minuten nach Beginn klopft es vorsichtig an der Türe. Zwei Damen schauen herein: „Ist hier das Humorseminar?" „Ja." Die eine: „Es gibt hier so viele Kreisverkehre." Die andere dreht die Augen über: „Und wir sind immer falsch abgebogen!" Alle lachen, sie suchen sich ihre Plätze, schnappen sich das Handout und wir können das Programm alsbald in Ruhe fortsetzen.

Gemeinsam einen Schlamassel durchzustehen und dabei noch viel zu lachen ist einfach besser, als allein im Stress zu sein und eine peinliche Situation aushalten zu müssen. In letzterem Fall kann ich versuchen, diesen freudigen, verrückten und spaßigen Dialog mit mir selbst zu führen und über mich selbst zu lachen. Das ist etwas schwieriger, aber es lohnt sich allemal, weil es mir aus der Patsche hilft.

Diese beiden Damen haben sich gegenseitig getröstet und ermuntert und somit ihr Wir-Gefühl gestärkt. In Gesellschaft ist es einfacher, eine humorvolle Perspektive einzunehmen.

Schnitzel für alle

Ein besonders feinsinniges Beispiel für die Soziologische Theorie schildert die Krankenhausseelsorgerin Andrea Pfandl-Waidgasser in ihrem Buch „Spielerischer Ernst":

> An der Menüstraße begegne ich zwei Ärzten der Neonatologie. Einer kommt aus Deutschland, einer aus der Schweiz, beide haben Schnitzel am Tablett. Ich spreche sie an: „Das haben die beiden Österreicher gerne, es gibt Schnitzel!" Sie lachen und bestätigen, dass sie das gerne essen, und wollen wissen, ob ich mir auch eines holen werde [...]. (Pfandl-Waidgasser, 2011)

Mit der skurrilen Verdrehung „Schnitzel für Österreicher" hat die Seelsorgerin eine Gemeinsamkeit konstruiert, die den Deutschen und den Schweizer durch ihre Essenswahl plötzlich zu Österreichern gemacht hat. Ein kleiner Streich mit großer Wirkung. Mit dieser Prise Leichtigkeit entführt sie die beiden für einen Augenblick aus ihrem herausfordernden Alltag. Weg vom Stress, her mit dem Schnitzel!

Die Autorin merkt noch an, dass die beiden Mediziner auf der Station wohl unter einem gewissen Profilierungsdruck standen. Mit ihrem Schnitzel-Sager hat sie die beiden plötzlich unter einen Hut gebracht und zu Quasiösterreichern gemacht. Endlich, wenn auch nur kurz, hatten sie etwas gemeinsam! Das fühlte sich gut an und brachte sie zum Lachen. Solche Erlebnisse bleiben erfahrungsgemäß lange wohltuend in Erinnerung und sind eine emotionale Ressource, wenn es bei der Arbeit wieder einmal hektisch und belastend zugeht.

> **Rollatoren und Reflexion: Der fragile Charme des Nichtwissens**
>
> Zwei alte Männer sitzen am Steg. Der eine meint: „Wir werden ständig überwacht. Unsere Pfleger wissen ganz genau, wo wir sind." Daraufhin der andere: „Aber das Tolle ist doch, dass wir es nicht wissen."

Dieser Text stammt aus einem Kalenderblatt des Grafikers Peter Gaymann und ist für mich eine wunderbare Annäherung an die Herausforderungen der Demenz. Oftmals herrscht Desorientierung vor, dann blitzt wieder etwas Einsicht auf. Jedenfalls ist es eine liebevolle und Gemeinsamkeit-stiftende Zusammenrottung zweier älterer Herren „gegen" das vermeintliche Allwissen und die Allmacht der Pflegenden. Ein agiler mentaler Befreiungsschlag.

Auf der Suche nach Erna

Manchmal kann man aus diversen Gründen (Dialekt, andere Muttersprache) nicht allem folgen, was im Team besprochen wird. Ergibt sich eine solche wie die folgende Situation, ist es gut, wenn sie in einem gemeinsamen, kollegialen Lachen mündet. Ein netter Hoppala-Moment, der zwischendurch für Auflockerung sorgt.

In einer Salzburger Klinik geht es höflich zu: „Kann i eana helfen? Is es eana so recht?"* Eine Kollegin, die neu aus Deutschland ins Team gekommen ist, hört eine Zeit lang zu und fragt dann vorsichtig: „Äh, kann mir mal jemand sagen, wer ist eigentlich diese Erna?"

Das darauffolgende gemeinsame Lachen verbindet die Menschen und fördert auch hier das Zusammengehörigkeitsgefühl. Im besten Fall ist Erna nun die neue imaginäre Teamkollegin, die für alle auftauchenden Probleme verantwortlich gemacht werden kann.

„Wo ist die Lieferung aus der Wäscherei?" „Frag Erna, die müsste es wissen."

„Sind wir komplett?" „Nein, Erna fehlt, die kommt wieder einmal zu spät."

„Wo ist der Röntgenbefund? Ich kann ihn nirgendwo finden." „Den hat wohl Erna eingefächert."

---

* Dialekt: „Kann ich Ihnen helfen? Ist es Ihnen so recht?"

„Wer macht die Neuaufnahme?" „Erna hat gesagt, sie kümmert sich drum." „Ah gut, dann bin ich erleichtert."

Beim Anblick verwelkter Blumen in der Vase: „Wer hat die Blumendeko gemacht?" „Sicher Erna! Die hat immer so kreative Ideen."

„Wer übernimmt heuer die Weihnachtsschicht am 24. Dezember?" Das ganze Team plädiert im Chor für: Erna!

Ich hoffe, die Beispiele haben *eana* gefallen! Sollten Sie auf Ihrer Station bisweilen auch eine Erna benötigen, dann zögern Sie nicht, sie dort einzuführen. Erna ist als liebenswerter Sündenbock wirklich sehr praktisch zu verwenden. Und wenn ihre Probezeit zu Ende ist, bekommt sie den ehrenvollen Titel: Erna, die Psychohygienebeauftragte!

Humor verbindet Menschen

Wir Clowns machen uns immer wieder lächerlich mit unserer Naivität und Ungeschicklichkeit, singen falsch, stoßen irgendwo an, verlaufen uns im Krankenzimmer, verstecken uns hinterm Vorhang und glauben dadurch, unsichtbar zu sein. Unser Publikum – Kinder, Jugendliche und ihre Eltern – rückt dann lachend ein Stück weit zusammen und erlebt verstärkt eine Gemeinsamkeit.

In der Neonatologie sind es oft die zarten Töne aus der Flöte oder Ukulele, die dem Säugling große Augen machen. Die Eltern wiegen ihr Neugeborenes im sanften Rhythmus zu unserer Musik. Auch hier bringen wir unser Publikum dazu, näher zusammenzurücken, gemeinsam zu schwingen und zu genießen. Hier stehen Freude, Lächeln und Wohlbefinden im Vordergrund.

Wenn wir also im Spital oder Pflegeheim einen humorvollen Austausch mit den Patient*innen und Kolleg*innen pflegen, können wir dadurch Gemeinsamkeit stiften, emotionale Nähe fördern und das Zusammengehörigkeitsgefühl stärken.

Die Inkongruenztheorie

Inkongruenz beschreibt die Diskrepanz zwischen dem, was wir erwarten, und dem, was dann wirklich geschieht. Im Unterschied zur Entspannungstheorie wirkt die Inkongruenztheorie nicht auf der emotionalen, sondern auf der kognitiven Ebene. Man muss eine Situation verstehen und sich denkend mit der Inkongruenz auseinandersetzen. Wenn Erwartungen nicht eintreten, muss man umdenken, am besten lachend, und sich dann mit der neuen Situation arrangieren.

Frühe Lernmomente für Humor und Zuversicht

Ein Spiel, das wir wohl alle kennen, ist das Guckuck-da-daaa-Spiel, das Erwachsene mit Kleinkindern häufig spielen. Die Bezugsperson (B) schaut das Kleinkind (K) an, welches den Blick erwidert. Nun versteckt B ihr Gesicht hinter den Händen und K schaut ins Leere: „Guckuck." „Wo ist sie denn nun? Bin ich jetzt allein?" Sorge macht sich breit. B gibt ihre Hände wieder weg und die beiden lächeln sich an: „Da-daaa." „Gott sei Dank, da bist du ja wieder!" Dies kann sich mehrmals wiederholen und jedes Mal kommt beim Kind die Sorge auf, dass die erwachsene Bezugsperson nun verschwunden ist. Nach dem Wiederauftauchen herrscht dann große Erleichterung und Freude darüber, dass „wir nun wieder zusammen sind". Wir wissen, dass ein alleingelassenes Kind in allerletzter Konsequenz zum Sterben verurteilt wäre, und das spürt es wohl auch im Innersten. Wenn das Gesicht der Bezugsperson verschwindet, entsteht plötzlich eine inkongruente Situation. „Du warst doch gerade noch da ..." Jedes Mal gibt es beim Wiederauftauchen ein erleichtertes Lachen. Dieses Lachen ist der Ausdruck für das Aufeinanderstoßen zweier Unvereinbarkeiten, die „einen Riss im Inneren des Menschen auslösen, durch den sich das Gelächter seinen Weg sucht." (Pfandl-Waidgasser, 2011) Durch die mehrmalige Wiederholung des Prozesses, die ein Wechselbad an Gefühlen hervorruft, macht das Kind nun eine wichtige Lernerfahrung: Auch wenn die Bezugsperson mal verschwunden ist, taucht sie etwas später doch wieder auf. Hier sehen wir die Frühphase des Erlernens von Zuversicht, Hoffnung und Urvertrauen – früher oder später wird alles wieder gut. Es ist nicht notwendig, in dauerhafter Sorge zu verweilen.

Humor, der auf Inkongruenz basiert, irritiert erstmal, da es eine Diskrepanz zwischen den aktuellen Erwartungen und dem, was dann tatsächlich geschieht, gibt. Wir lachen, weil die Dinge anders laufen, als wir es erwartet hätten. Die Komik liegt darin, dass die Situation mit Logik nicht zu erklären ist.

Keine falsche Bewegung!

Ein Beispiel gefällig?

Der Patient hat eine neue Knieprothese rechts. Bei der Visite sagt der Arzt zu ihm: „Bitte bewegen Sie jetzt Ihr Knie." Was macht der Patient? Er hebt das linke Bein und wackelt damit. Alle lachen. (Biemann, 2021)

Auf die sachliche Bitte des Arztes hin, das Bein mit der neuen Prothese zu bewegen, hebt der Patient bewusst das falsche Bein. Seine launig-vergnügte Reaktion überrascht die Anwesenden. Damit haben sie nicht gerechnet. Durch seinen bewussten und vorsätzlichen „Fehler", das „falsche" Bein zu heben, bringt er ein spielerisches Moment in diese ernste Situation, lockert sie dadurch auf und bringt alle zum Lachen, nicht zuletzt sich selbst. Was hätte bei einer solchen Operation nicht alles schiefgehen können? Die Erleichterung ist spürbar, dass der Eingriff komplikationslos verlaufen ist. Etwaige Sorgen verflüchtigen sich nun im gemeinsamen Gelächter. Übermut kennt kein Alter.

Auch im folgenden Beispiel ist Inkongruenz im Spiel:

Aus dem Tagebuch der Bewohnerin eines Pflegeheims: „Ich möchte abends einschlafen und morgens tot aufwachen."

Hier liegt die Inkongruenz in der Tatsache, dass tot aufzuwachen nicht möglich ist. Dieser paradoxe Gedanke verleiht dem Satz der Dame Leichtigkeit und Pfiffigkeit. Ihre geistige Wachheit ist ebenso spürbar wie ihr Wunsch, schmerzfrei und leicht vom Leben in den Tod zu gelangen. Aber noch ist sie mitten im Leben. Und sowie sie diesen köstlichen Spruch anderen Menschen mitteilt, ist sie auch nicht allein.

Auch im folgenden Beispiel sehen wir die Diskrepanz zwischen den aktuellen Erwartungen und dem, was dann tatsächlich geschieht:

Die Clowns verabschieden sich aus dem Kinderzimmer, nehmen allerdings die falsche Tür, nämlich die zum WC. Man hört die Spülung. Nach einiger Zeit lugen sie durch die Tür. „Äh, das war dann doch der falsche Weg. Und die Schnorchel haben wir heute grad nicht mit." Die Clowns machen Schwimmbewegungen. „Wir nehmen dann doch die andere Tür ..." Sie gehen zum Fenster, öffnen es und das Spiel geht flott weiter.

Bei inkongruenten Situationen fehlen oft Harmonie, Beständigkeit, Logik und Voraussehbarkeit. Das Unvorhergesehene passiert. Man lacht, weil man erst einmal mit der neuen Situation klarkommen muss.

Die musikalische Chirurgin

Dem Patienten wurden Nierensteine entfernt. Im Vorgespräch zur OP hatte er der Chirurgin erzählt, dass er Schlagzeug spielt. Nach der OP kommt nun die Chirurgin mit den Nierensteinen in einer kleinen Plastikröhre, die sie rhythmisch bewegt. „Jetzt habe ich Ihnen eine neue Rassel gemacht. Shake, shake, shake." Der Patient lacht leicht. Es tut noch ein bisschen weh, aber seine Augen leuchten froh. Die Operateurin sieht sich den frischen Verband an. Nachdem alles in Ordnung ist, tänzelt sie leichten Fußes aus dem Raum.

Inkongruenz in Aktion.

Banane am Ohr

Frizze der Clown nimmt eine Banane aus seinem Jackett, tippt ein paarmal mit der Fingerspitze darauf herum und hält sie dann ans Ohr: „Hallo Mama? Rate mal, was mir gerade passiert ist ..."

Diese überraschende Aktion irritiert uns zunächst und zieht uns dann in ihren Bann. Was bespricht Frizze da wohl so ernst mit seiner Mutter? Und das mit einer Banane! Man muss einfach hinhören und lacht über diesen offensichtlichen Unsinn. Mit diesem spielerischen Moment bringt der Clown Verblüffung und Ablenkung in das Krankenzimmer. Die vorherige Stimmung? Weggeblasen. Der Clown schafft einen Fokuswechsel, weg von Krankheit und Sorgen, hin zu vitalen, unbeschwerten Themen. Die Zuschauer*innen akzeptieren die Inkongruenz des Geschehenen. Entspannung kehrt ein und damit dieses wunderbare Lachen der kleinen und großen Patient*innen, das wir selbst auch so sehr lieben.

Die Inkongruenztheorie besagt, dass Menschen über das lachen, was sie überrascht oder ihnen auf ungefährliche Art und Weise seltsam erscheint. Solche skurrilen und unvorhersehbaren Momente sind spannend. Das Leben ist ein Abenteuer. Immer. Nehmen wir es an und gestalten wir es. Wenn wir also im Spital oder Pflegeheim einen humorvollen Austausch mit den Patient*innen und Kolleg*innen pflegen, können wir ihnen die Zuversicht vermitteln, dass auch Gefühle von Unsicherheit, Stress und Bedrohung gemeistert werden können. Das Vertraute ist manchmal außer Sichtweite, aber das Neue kann uns vielleicht noch Großartigeres bescheren. Guckuck-da-daaa!

Die Überlegenheitstheorie

„Ich bin besser als du, ich kann alles gründlicher und schneller erledigen." In einem Umfeld, in dem Konkurrenzdenken herrscht, wächst kein angenehmes, humorvolles Gras mehr. Gerade im Gesundheitswesen, wo interdisziplinäre Zusammenarbeit essenziell ist, sind Kooperation und wertschätzende Kommunikation gefragt.

Das klassische Auslachen

Aus der Perspektive der Überlegenheitstheorie wird über das Versagen, das Pech und die Fehler der anderen gelacht, über ihre Unterlegenheit und ihre Missgeschicke. Bisweilen steckt hinter diesem Lachen auch eine Portion Aggressivität. Wir fühlen uns überlegen! Wir fühlen uns gut!

„Manche Leute verschönern einen Raum, indem sie hinausgehen."

Man lacht vielleicht kurz, wenn der Kollege versehentlich den Inhalt einer Urinflasche über den Boden des Krankenzimmers kleckert. Aber Vorsicht: Bleibe ich beim klassischen Auslachen, wird er mir das wohl nie verzeihen. Ohne gründliche Aussprache und Entschuldigung wird eine gedeihliche Zusammenarbeit schwierig werden.

Ich finde es verständlich, dass man in solchen Momenten kurz lacht. Die Entlastungstheorie erklärt uns, dass sich durch das Erschrecken ein emotionaler Druck aufbaut, der sich durch Lachen seinen Weg nach außen bahnt. Aber man sollte nicht länger als einen Augenblick lachen, sonst kippt die Situation und der Kollege fühlt sich verhöhnt. Besser ist es, gemeinsam darüber zu lachen. Dies ist ein Lachen auf Augenhöhe, in dem klar wird: Heute passiert es dir, morgen vielleicht mir. Ungeschicklichkeiten gehören zum Leben und dir ist das tägliche Missgeschick heute schon passiert, ich habe meines vielleicht noch vor mir. Uiui.

Das Auslachen kann eine positive Seite haben, nämlich dann, wenn es explizit nicht ernst gemeint ist. Wenn Stan Laurel und Oliver Hardy (Dick & Doof) einander gegenseitig Streiche spielen, dann lachen wir wahrscheinlich gerne und herzhaft. Wir haben letztlich die Gewissheit, dass sie uns dies nur vorspielen und sich z. B. nicht wirklich prügeln. In Wahrheit mögen sie sich. Dies ist für mich der Schlüssel dazu, Humor mit der Überlegenheitstheorie stimmig einzusetzen.

Spielerischer Konflikt

Wenn alle verstehen, dass der Konflikt spielerisch ausgetragen wird, kann man auch ein humorvolles Streitgespräch führen, bei dem es richtig zur Sache geht. Die Themen Überlegenheit, Konflikt und Unterlegenheit bekommen so ein entlastendes Ventil. Niemand kommt ernsthaft zu Schaden und wir erleben, dass wir mal oben und mal unten sind, so wie im echten Leben.

Spielerischer Konflikt kann sehr lustvoll sein und man kommt sich dabei näher. Stellen wir uns einen Kampf mit dem Lichtschwert vor, in Zeitlupe und mit der Lieblingskollegin. Auch die Kampfgeräusche erklingen in Zeitlupe. Die spielerische Anwendung der Überlegenheitstheorie hilft, sich selbst mit seiner Agilität, seiner Lebenslust und seinem Spaß am Miteinander zu spüren.

Vom Auslachen zum Lachen miteinander

Wenn mir ein Missgeschick passiert und ich mich in einer bedauernswerten Situation befinde, so wird mich wohl auch hoffentlich niemand auslachen.

Beinahesichtung: Die Hospizbetreuerin geht mit einem neunzigjährigen Mann mit demenzieller Erkrankung im Wald spazieren. Unvermittelt deutet er zwischen die Bäume: „Siehst du das Reh dort hinten?" Nach einer längeren Pause senkt er den Arm und sagt: „Ich auch nicht."

Wer mit Menschen mit Demenz arbeitet, erlebt immer wieder solch tragikomische Momente. Erst fragt der Mann verwirrt: „Siehst du das Reh dort hinten?", dann kehrt für einen Augenblick die Reflexionsfähigkeit zurück: „Ich auch nicht." Wenn Mitgefühl und zugewandte Körpersprache klar sind, darf man ruhig herzlich lachen und niemand wird sich ausgelacht fühlen. Man lacht dann miteinander und teilt die

Erfahrung, wie uns das Leben überraschen kann. Tief im Inneren spürt man: Da ist noch jemand. Ich bin nicht allein. Wie schön.

Je höher der Status, desto tiefer der Fall

Zum Thema Auslachen habe ich noch eine Anekdote, die mir vor längerer Zeit von einer Pflegerin geschildert wurde. Wir sprachen gerade über das Thema „Götter in Weiß". Gibt es sie noch? Nun, sie hat jedenfalls über ein Exemplar dieser wohl langsam aussterbenden Spezies folgende Geschichte erzählt:

Ein Turnusarzt versucht vergeblich, einer 90-jährigen Patientin mit demenzieller Erkrankung, die starr und reglos mit geschlossenen Augen im Bett liegt, eine Leitung zu legen. Die Zeit drängt, es besteht die Gefahr des Austrocknens. Er hantiert immer kräftiger an ihrem Arm herum, um eine passende Vene zu finden, aber vergebens. Er versucht es beim anderen Arm, muss sich aber eingestehen, dass er es nicht schafft. Es wird klar, dass der Oberarzt gerufen werden muss. Stille macht sich breit. Wer traut sich, ihn anzurufen? Nach längerer Zeit kommt dieser nun bei der Tür herein, mit ernstem, ungeduldigem Gesicht, und schiebt die Anwesenden zur Seite. Seine Bemühungen, eine Vene bei der noch immer völlig reglos im Bett liegenden Dame zu finden, sind leider auch erfolglos. Er beginnt nun ungeduldig, fester anzupacken und am Arm herumzuzerren. Plötzlich schreckt die alte Dame hoch und ruft laut und deutlich: „Franz, bist du es?"

Die Pflegerin sagte mir dann: „Ich habe gewusst, wenn ich jetzt loslache, dann bin ich meinen Job hier los. Eine seltsame Stille breitete sich aus und es dauerte lange, bis sich die Atmosphäre der Anspannung verflüchtigte."

Wie schön wäre es gewesen, hätte der Oberarzt geantwortet: „Na, ich bin der Josef, der andere, weißt eh ..." Die Stimmung wäre komplett anders gewesen. Ob er danach die Leitung hätte legen können, steht in den Sternen. Aber oft ermöglicht Lachen eine Verschnaufpause und anschließend geht es mit frischem Elan weiter. Und was zuvor nicht und nicht funktionieren wollte, klappt plötzlich wie am Schnürchen.

Lachen kennt keine Grenzen

Darf man über Menschen mit Behinderung lachen? Eine Betreuerin einer größeren Behinderteneinrichtung erzählte mir folgende bemerkenswerte Geschichte:

„Die Dienstagsgruppe aus dem betreuten Wohnen macht einen kleinen Ausflug in den Gastgarten eines benachbarten Wirtshauses. Mit dabei ist eine Dame im Rollstuhl, die nur noch durch das Zwinkern ihrer Augen kommunizieren kann und ausschließlich über Infusionen ernährt wird. Eine Betreuerin wendet sich ihr zu und sagt: „Sie nehme ich besonders gern mit, weil das kostet nix!" Die gelähmte Dame schüttelt sich vor Lachen. Und wir anderen lassen uns gerne anstecken und lachen mit."

Die Hauptbotschaft der Betreuerin ist klar: Es ist gut, dass Sie mit dabei sind. Sie gehören dazu, ob sie nun etwas konsumieren oder nicht. Ihre Beeinträchtigung ändert nichts daran, dass wir alle hier zusammengehören. Diese Botschaft erfordert freundlichen Blickkontakt und körperliche Zuwendung. Aus Sicht der Überlegenheitstheorie bedeutet ihr Statement: „Ich sehe Ihre Beeinträchtigung, aber es gibt auch einen Vorteil, *weil das kostet nix*." Tabus gewitzt, respektvoll und offen anzusprechen, kann somit befreiendes Lachen auslösen. Humor schafft hier Nähe und Verbundenheit.

Wenn wir also im Spital oder Pflegeheim humorvollen Austausch mit den Patient*innen und Kolleg*innen pflegen und spielerisch-freundlich Überlegenheit, Unterlegenheit, Missgeschicke oder Beeinträchtigungen thematisieren, können wir eine Haltung etablieren, dass Ungeschicklichkeiten, Versagen, Pech und Fehler zum Leben dazugehören und sich niemand herabgewürdigt fühlen muss.

Die Spieltheorie

Shishaparty im Krankenzimmer

Der am Abend notoperierte Mann hat die Nacht über Sauerstoff bekommen. Das Gerät blubbert die ganze Zeit laut vor sich hin. Am Morgen kommt der Pfleger ins Zimmer, der sich mit folgenden Worten vorstellt: „Und, haben Sie die Shishaparty gut überstanden? Ich bin übrigens Matthias und werde mich heute um Sie kümmern." Alle Anwesenden horchen auf und schmunzeln. Der erste Kontakt ist gemacht. Nun ist Zeit für weitere Informationen und Austausch. Die Schleusen der Kommunikation sind weit geöffnet. Und die Visite ist auch schon im Anrollen.

„Und, haben Sie die Shishaparty gut überstanden?" Dieser erste Satz vermittelt Frische, ist überraschend und zeigt, dass Matthias Humor hat und bereit ist, anzupacken. Für den Patienten ist diese spielerische Leichtigkeit ein wunderbares emotionales Angebot, ein Haltegriff, um sich nach der Notoperation wiederaufzurichten und nach vorne zu schauen.

Verspieltheit, eine spielerische Haltung oder auch „Playfulness" (im Englischen sehr stimmig ausgedrückt) ist eine großartige Charakterkomponente, die uns die Natur geschenkt hat. Die Spieltheorie ist einerseits eine eigene Richtung im Reigen der Humortheorien und gleichzeitig eine prägende Wirkkraft in allen Humortheorien. Sie ist in allem Denken und Handeln wirksam, das mit Humor zu tun hat.

„Verspieltheit bildet die Grundlage für den Sinn für Humor. Viele Menschen erkennen zwar die Ungereimtheiten und Absurditäten des Lebens, humorvoll finden sie diese aber nur, wenn sie geistig verspielt sind." (Ruch, 2008)

Humor ist spielerisches Denken

Denken Sie an kleine Katzen, Bären oder Hunde, die herumtollen. Lassen Sie Ihre Art zu denken von dieser ausgelassenen Qualität inspirieren. Ein Beispiel: Ihre Kollegin meint: „Heute hat diese seltsame Kollegin wieder Dienst." Naheliegend wäre eine beschwichtigende Antwort wie: „Na ja, so schlimm ist sie auch wieder nicht" oder: „Du hast recht, das wird schwierig werden heute." Oder Sie drücken den Satz mit der „seltsamen Kollegin" durch Ihre „Humortube" und stellen sich vor, wie Sie einander zu dritt am Gang begegnen. Und schon fällt Ihnen die Antwort auf den Satz „Heute hat diese seltsame Kollegin wieder Dienst" ein: „Ja, genau. Jetzt sind wir schon drei."

Im sehr empfehlenswerten Buch „When Guillaume Smiles – A serious Look at Humour in Healthcare", geschrieben von einigen meiner internationalen ROTE-NASEN-Kolleg*innen, steht: „Verspieltheit ist eine Geisteshaltung, eine Seinsart, die der wichtigen Arbeit, die Sie erledigen, Leichtigkeit verleiht, aber die Ernsthaftigkeit des Krankenhausumfelds nicht beeinträchtigt." (Edwards et al., 2021)

Der Vollständigkeit halber sei noch erwähnt, dass der Begriff „Spieltheorie" auch eine andere Bedeutung hat. Der Duden definiert sie als „mathematische Theorie zur Beschreibung strategischer Spiele, die bei der Analyse bestimmter realer, besonders wirtschaftlicher und politischer Situationen angewandt wird." (Duden, 2024)

Davon soll hier nicht die Rede sein. Wir beschäftigen uns mit dieser menschlichen Grundeigenschaft, die bei jedem Individuum unterschiedlich stark ausgeprägt ist. Was geschehen kann, wenn zwei Menschen mit dieser spielerischen Haltung aufeinandertreffen, zeigt das folgende Beispiel.

Unerwartete Begegnung unter den Arkaden

Vor einigen Jahren aß ich im Klagenfurter Landhauskeller sehr gut und verließ das Restaurant anschließend in bester Laune – unter den schönen Arkaden des Landhaushofes hindurch. Plötzlich „schoss" ein etwa sechsjähriges Mädchen mit einem großen Kuscheltier unterm Arm ums Eck. Durch ihr ungestümes Tempo stießen wir beinahe zusammen. Ich sprang im letzten Moment zur Seite und gab in der Aufregung einige gequetschte Laute von mir: „Oh, oh, ohhhh." Sie stellte sich nun vor mich hin, sah mich an und sagte interessiert: „Du kannst deine Stimme verstellen???!!!" Dadurch inspiriert antwortete ich mit mehreren Ja-Lauten in verschiedenen Tonhöhen: „Ja, jahh, jahhhhh." Ich wollte weitergehen, doch sie blieb stehen, holte tief Luft und sagte mit allertiefster Stimme: „Ich auuuuch!" Ich drehte mich erheitert zu ihr und wir schauten uns vergnügt an. In diesem Moment kam ihre Mutter ums Eck und sah unsere Blicke. „Na, da lass ich sie einen Moment aus den Augen und schon stellt sie wieder was an." So oder so ähnlich wird sie wohl gedacht haben, als sie ihren Blick zwischen ihrer Tochter und mir mehrmals hin- und herwandern und letztlich fragend auf mir ruhen ließ. Ich lächelte, winkte und verschwand hinter den Arkaden. Die Tochter war mit ihrem aufgeweckten Wesen sicher in der Lage, der Mutter alle etwaig auftauchenden Fragen zu beantworten.

Die Kraft der Verspieltheit

Die spielerische Haltung, die wir hier betrachten, ist nicht nur eine Quelle von Freude und Kreativität, sondern auch ein Schlüssel zu tieferem, menschlichem Kontakt. Sie eröffnet Begegnungsräume, die sonst vielleicht verschlossen blieben.

Mit spielerischer Haltung untrennbar verbunden ist einerseits die Wachheit, die Präsenz, und andererseits auch eine gewisse „naive

Durchlässigkeit", das Herz auf der Zunge zu tragen und sich spontan und ungefiltert mitzuteilen. Es braucht diese Offenheit, sich auf das, was gerade ist, einzulassen, ohne zu wissen, wohin die Reise geht.

Diese spielerische Offenheit finden wir schon in der Tierwelt. Höher entwickelte Säugetiere testen spielerisch Verhaltens- und Bewegungsmuster. Sie sammeln Erfahrungen über ihren Lebensraum, trainieren ihr Selbstvertrauen und üben ihr Sozialverhalten. Junge Raben spielen abfangen, Delphine erzeugen Luftkringel, die sie durchs Wasser bugsieren. Bärenbabys balgen sich, kämpfen spielerisch, üben alle Fertigkeiten, die sie benötigen, um in der Wildnis zu überleben.

Paul McGhee sieht eine Parallele zwischen der Tierwelt und der Welt der Menschen: So wie physisches Spiel für das Überleben der Tiere wichtig ist, so ist Humor wichtig für das psychische und emotionale Überleben der Menschen. (McGhee in: Wild, 2016)

Wir Menschen sehen Tieren jedenfalls gerne und oftmals entzückt zu und genießen den Spielfluss und den Charme dieser Zwanglosigkeit. Wir dürfen diese Art des Spielerischen gerne aufsaugen und in uns selbst auch immer wieder suchen. Tieren beim Spielen und Herumtollen zuzuschauen, ist eine gute Inspiration für die Kultivierung unserer eigenen Spielfreude.

Verspieltheit und Spielspaß im Krankenhaus

Die Gesundheits- und Krankenpflegerin kommt ins Kinderzimmer und stellt sich vor: „Hallo, ich bin Schwester „Habdichlieb" und Tina, wie heißt du?"

Die Pflegerin fragt den Achtjährigen nach der Urinflasche. Sie geht nahe an sein Bett heran und fragt ihn flüsternd: „Ist in der Almludler-Flasche schon etwas drinnen?"

Die aufnehmende Kinderärztin, die den Kugelschreiber verkehrt herum hält, wundert sich, warum er nicht und nicht schreibt. Das Kind macht sie lachend darauf aufmerksam und sagt ihr, was sie zu tun hat. Die Ärztin bedankt sich überschwänglich.

So etwas vergisst ein Kind lange nicht. Die Begegnung mit der Ärztin bleibt ihm positiv in Erinnerung.

Wer Kindern beim Spielen zusieht, kann erleben, wie intensiv und gedankenverloren das Spiel oft ist. Holzstücke werden zu Puppen, Baggern, Fahrzeugen, Tieren oder Fantasiewesen. Die Ernsthaftigkeit des Tuns fällt oft auf, die Hingabe zum Spiel. Wenn mehrere Kinder gemeinsam spielen, gehört das Feilschen dazu: Was ist erlaubt und was nicht? Je älter die Kinder, desto ausgeprägter das Feilschen.

Regelwerk und Freiheiten

Erwachsenenspiele haben meist ein festes Regelwerk. Ob Fußball, Schach oder ein Brettspiel, die Regeln *regeln* den Spielfluss. Theater- und Musikimprovisationen oder Clown-Szenen haben zwar Regeln, aber auch sehr viele Freiheiten. Es wird mit Hingabe gespielt, niemand weiß während des Spiels, wo es hingeht. Der Augenblick spielt eine entscheidende Rolle. Es gibt Einfälle, Überraschungen und irgendwann findet das Spiel sein Ende.

Michael Lehofer formuliert in seinem Buch „Alter ist eine Illusion" einen grundsätzlichen Gedanken, der uns helfen kann, eine gute spielerische Haltung einzunehmen: „Das Leben ist ein Spiel. Ein Spiel macht nur Spaß, wenn man es ernst nimmt. Aber der Spaß hört auf, wenn man vergisst, dass es nur ein Spiel ist." (Lehofer, 2021)

Wenn wir analog zu den Gründen, warum Tiere spielen, nun die Spielthemen der Menschen betrachten, so kann man beobachten, dass nicht mehr nur Kraft und Geschicklichkeit eine Rolle spielen, sondern auch mehr und mehr das soziale Verhalten, die Fähigkeit, zu kooperieren und sich in einer sehr komplexen Welt zurechtzufinden. Neben der Fähigkeit, abstrakt zu denken, spielen auch das Bauchgefühl und die Intuition eine bedeutende Rolle. Wer im Leben nur das umsetzt, was vorab geplant und erdacht wurde, bleibt in seiner oder ihrer eigenen begrenzten Welt. Wer sich spielerisch auf das Ungewisse einlässt, verlässt die Komfortzone, kann neue Räume erforschen und etwas erleben, das bislang noch nie erlebt wurde. So üben wir uns darin, auf kreative Weise unvorhergesehene Situationen zu meistern.

Sich verspielt in die Kurve legen

Humor und spielerisches Verhalten sind untrennbar miteinander verbunden. Deshalb ist es gut, immer wieder spielerische Momente in Ihrem Leben zu suchen. Denken Sie daran: Die schönsten Linien in der Natur und Malerei sind nicht geradlinig. Genauso ist es auch im Leben. Genießen Sie es, sich genussvoll und verspielt „in die Kurve zu legen". Ob in Gesprächen, in Gedanken, beim Radfahren oder beim Plausch an der Supermarktkasse. In der Kurve werden Sie selbst spürbar, Ihre persönliche Charakterfärbung. Geradlinigkeit und Zielgerichtetheit haben ihre Berechtigung, aber ohne Kurven ist das Leben langweilig.

Spielen Sie mit Ihrer Stimme, Ihrer Gangart, Ihrer Mimik und Gestik, betreiben Sie Wortakrobatik. Was macht Ihnen besonderen Spaß? Was auch immer es ist, tun Sie es öfter und bleiben Sie dran. Es lebe die Kurve!

Üben Sie Ihren Einfallsreichtum und Ihre Schlagfertigkeit mit einem Assoziationsspiel. Beginnen Sie mit einem Wort, z. B. Baum, und finden Sie ein Wort dazu, z. B. Holz. Bilden Sie nun eine Assoziationskette. Baum – Holz – Astloch – Durchblick – Klugheit – IQ – Kuh – Wiesenblumen – Malkasten und so weiter. Dieses Spiel kann man auch wunderbar mit netten Kolleg*innen in der Arbeitspause spielen.

Im Seniorenheim wird am meisten bei der Seniorenanimation gespielt und gelacht. Man freut sich miteinander, ob etwas gelingt oder misslingt, beim Verlieren und Gewinnen. Man lacht beim Singen, beim Spielen mit Handpuppen, bei Geschicklichkeitsspielen und beim Bingo.

Wir Gesundheitsclowns leben vom Spiel, vom Unterwegssein im Moment, ohne genau zu wissen, wohin die Reise geht. Brüder und Schwestern des Spielens sind die Neugier, die Ausgelassenheit und auch die Unbeschwertheit. Suchen Sie sie alle, sowohl in leichten als auch in herausfordernden Momenten.

Homo ludens und Homo faber

Man spricht von verschiedenen Zugängen, das Leben zu gestalten. Vom Homo ludens, dem spielenden Menschen, und vom Homo faber, dem schaffenden Menschen. Ähnliches beschreibt das im Mittelalter entstandene Gegensatzpaar vom Viator mundi, dem Reisenden durch die Welt, und dem Faber mundi, dem Weltenerbauer.

Erstrebenswert ist es, finde ich, sich frei in beiden „Seinsarten" bewegen zu können. Natürlich sind die Übergänge fließend und es gibt zahllose Zustände dazwischen. Besonders in pflegenden Berufen ist es allerdings hilfreich, beide Formen des Seins zur Verfügung zu haben.

Harald-Alexander Korp beschreibt in seinem Buch „Am Ende ist nicht Schluss mit lustig" ein Interview mit einer Palliativpflegerin. Diese erzählt: „Ich setze Humor bewusst ein und versuche, den inneren Clown, das Spielerische, in mir zu finden. Zum Beispiel, wenn ein Patient wütend wird, weil ich nicht schnell genug zu ihm kommen kann, widerspreche ich nicht. Das würde nichts bringen. Nö, ich gebe ihm Recht und antworte: „Jawohl, so ein Sauladen hier! Ich will sowieso kündigen!" Das sage ich mit übertriebenem Ernst und einem nachfolgenden Lächeln. Das nimmt dem Patienten den Wind aus den Segeln. Er guckt mich verblüfft an und muss lachen, das sorgt für Entspannung, oftmals sogar für ein herzhaftes Lachen." (Korp, 2020)

Unsere spezielle Herausforderung ist es, im Beruf, in dem wir meist als Homo faber unsere Arbeit tun, Türen zu unserem eigenen Homo ludens zu erspüren, sie zu öffnen und hindurchzugehen, um wunderbare Momente humorvoller Begegnungen zu kreieren.

Luftdesinfektion

Es gibt viele Gelegenheiten, um mit spielerisch-kreativen Impulsen für Überraschung und Heiterkeit zu sorgen. Und gelegentlich auch für leichte Irritation.

> Die Ärztin betritt das Untersuchungszimmer, in dem der siebenjährige Junge und seine Mutter bereits warten. Sie desinfiziert sich ihre Hände und beginnt nach dem ersten „Hallo" zur Begrüßung mit folgenden Worten: „Jetzt muss ich nur noch die Luft desinfizieren und dann können wir beginnen." Sie tut dies mit Seifenblasen. Der Bann ist gebrochen.

Mit dieser überraschenden Luftdesinfektion hat die Ärztin einen Fokuswechsel des Jungen angestoßen. Sie hat damit proaktiv etwaige Ängste über die Situation der Untersuchung beiseitegeschoben.

Beim Lesen dieser Beispiele gefallen Ihnen vielleicht einige sehr, andere sind nicht nach Ihrem Geschmack. Das ist normal und ein guter Hinweis darauf, dass es so viele Arten von Humor gibt, wie es Menschen gibt. Finden Sie Ihre eigene Art von Humor! Auf welche Weise gehen Sie humorvoll durch Ihren Arbeitsalltag?

Have Fun!

Hier möchte ich noch auf einen Aspekt hinweisen, der eigentlich sehr naheliegend ist, aber dennoch im Arbeitsalltag mit all seinen Überraschungen und Herausforderungen immer wieder vergessen wird: „Hab Spaß bei dem, was du tust!" Und suche ihn gerade dann, wenn es nicht so lustig ist.

Iren Bischofberger erzählt in ihrem Buch „Das kann ja heiter werden" die Geschichte einer Patientin, die zeigt, wie kraftvoll und selbstermächtigend spielerischer Humor sein kann. Vor allem, wenn die Pflegefachfrau, die diese betreut, auch noch in die Geschichte einsteigt, sie in ihrer letzten Lebenszeit begleitet und ihr damit hilft, auf würdige Weise zu sterben.

Superwoman

Frau Slater, eine 53-jährige Frau mit fortgeschrittenem Brustkrebs, wurde mit zwei Infusionspumpen aus dem Krankenhaus in die palliative ambulante Betreuung entlassen. Die Pflegefachfrau Amy machte ihren ersten Hausbesuch. Frau Slater saß in einem großen Polstersessel im Wohnzimmer mit jeweils einer Pumpe links und rechts des Sessels. Frau Slater bemerkte: „Wissen Sie, ich komme mir vor wie so eine aufgerüstete Superwoman, mit all diesem faszinierenden Equipment, das an mir angebracht ist. Ich frage mich, ob ich von einem Hochhaus zum nächsten springen kann."

Amy lächelte, nahm Blickkontakt auf und antwortete mit heller, angenehmer Stimme: „Gut, ich bin Ihr Monteur und kontrolliere das Equipment für Sie. Dann reden wir über all Ihre Pläne, die Sie mit dem Springen haben." Seit diesem Gespräch war Amy bei jedem Besuch „der Monteur". Als ihre Zeit kam, sagte Frau Slater zu Amy: „Monteur, ich werde nun sehr bald diesen großen Sprung machen." Amys Antwort: „Ich werde beim Start hier sein." (Bischofberger, 2002)

Stars und Legenden: Ein unvergessliches Pflegeheim-Dinner

Abendessen im Pflegeheim. Die Bewohner*innen kommen entweder selbst oder werden vom Pflegepersonal in den Speisesaal geführt. Heute geht es etwas nobler zu als üblich. Die Tische sind festlich gedeckt. „Willkommen im Hotel Sacher! Sie sind doch Zarah Leander, oder? Ich habe mich schon so auf Sie gefreut! Ich habe alle

Ihre Filme gesehen. Darf ich Sie zu Udo Jürgens setzen oder möchten Sie lieber bei Humphrey Bogart Platz nehmen?" Greta Garbo unterhält sich inzwischen schon angeregt mit Hans Moser. Serviert wird das Abendessen heute übrigens von Queen Elisabeth und Cinderella. Ein unvergesslicher Abend.

Wenn wir also im Spital oder Pflegeheim humorvollen Austausch mit den Patient*innen, Bewohner*innen und Kolleg*innen pflegen, und dies auf spielerische Art und Weise tun, mit Leichtigkeit und Pfiff, dann können alle Beteiligten für einen Augenblick die Schwere der Situation, die Tristesse oder Ungewissheit hinter sich lassen. Heiterkeit und Entspannung kommen zur Türe herein. Zur Freude der Betroffenen und derjenigen, die sie betreuen.

Abschließend möchte ich erwähnen, dass keine der beschriebenen Humortheorien für sich alleine imstande ist, die Phänomene Humor und Lachen in ihrer Gesamtheit zu beschreiben. Anton C. Zijderveld hat in einem neuen Ansatz versucht, eine allgemeingültige Beschreibung vorzulegen. Er beschreibt Humor und Lachen mit dem Fokus auf die spezifischen Situationen, in denen sie in Erscheinung treten. Nur, wer den genauen Kontext humorvoller Ereignisse miteinbezieht, versteht genau, wie Humor und Lachen wirken. (Schulte-Frohlinde, 2005) Ich habe die unterschiedlichen Humortheorien allerdings bewusst verwendet, weil sie bestens geeignet sind, um die Vielfalt humorvoller Möglichkeiten in der Pflegepraxis zu zeigen.

Über das Lachen

Für mich ist es immer ein wunderbares Erlebnis, mit Freund*innen gemeinsam zu lachen und Spaß zu haben, die Verbundenheit mit ihnen und dem Leben zu spüren. Dabei fühle ich mich als Mensch aus „Fleisch und Blut". Die Freude strömt spürbar durch meine Adern. Wie vielfältig der gesamte Körper an diesem Vorgang beteiligt ist, schildere ich im weiteren Verlauf dieses Kapitels.

Lachen tut tierisch gut

Um zu verstehen, was der Ursprung des Lachens sein könnte, betrachte ich gerne Bilder von lachenden Säugetieren. Von Orang-Utans, Schimpansen, Pferden und anderen höher entwickelten Spezies.

Diese Säugetiere, die über ein ausgeprägt entwickeltes limbisches System verfügen, zeigen eine Vielzahl an Emotionen, zu denen auch das Lachen zählt. Forschungen haben gezeigt, dass auch Elefanten, Delfine, Ratten und Meerschweinchen im spielerischen und sozialen Kontext Geräusche von sich geben, die man als Lachen interpretieren kann.

Beim Betrachten dieser Bilder fällt auf, dass räumliche Nähe und Körperkontakt häufig eine große Rolle spielen. Auch körperliche Spannung und Entspannung sind bei den Bildern zu beobachten. Mir fallen sofort kräftige und körperbetonte Formulierungen aus dem Dialekt ein, etwa: „I prack mi o, i hau mi o, das ist zum Wiehern und zum Schieflachen, da legst dich nieder!"*

Lachen ist auch bei uns Menschen biologisch angelegt. Ich dachte bislang, dass es sich beim Humor grundsätzlich anders verhält und dieser nur bei Menschen zu beobachten ist. Ich wurde aber eines

* Dialekt: „Es schlägt mich hin, ich hau mich ab, das ist zum Wiehern und zum Schieflachen, da legt es dich hin!" (Ausdrücke für heftiges Lachen)

Besseren belehrt: Forscher*innen des deutschen Max-Planck-Instituts und von drei US-Universitäten weisen in einer 2024 veröffentlichten Studie nach, dass auch verschiedene Affenarten schon humorvolle Aktivitäten entfalten. Sie necken sich gegenseitig, fuchteln mit Gegenständen vor den Augen der anderen herum und warten auf eine Reaktion. Necken und Scherzen sind einander ja ähnlich und Necken ist entwicklungsgeschichtlich der Beginn humorvollen Handelns. (Science ORF, 2024)

Lachen: eine unkontrollierbare Eruption

Wir lachen, wenn wir etwas erheiternd finden. Lachen kann auch durch Kitzeln erzeugt werden. Manche Kinder lachen scheinbar grundlos, einfach so. Ich höre ihnen dabei zu und spüre, wie sie glücklich sind. Es gibt viele Gründe, die Lachen hervorrufen können: Freude, Scham, Unsicherheit oder Erleichterung. Es scheint so zu sein, dass sich psychische Anspannung auf diesem Weg entlädt. Ich vergleiche den Lachvorgang auch gerne mit der Eruption eines Vulkans. Der Druck aus dem Erdinneren wird so groß, dass er sich seinen Weg an die Oberfläche bahnt. Lachen befreit von Druck und bringt uns in einen Zustand von Entspannung.

Lachen und seine Vorstufen

Sehen wir uns nun an, wie der Lachvorgang beginnt. Die erste Vorstufe des Lachens ist das einfache Ausatmen. Die nächste Vorstufe: hörbares Ausatmen. Bei Beobachtung von Stimmklang, Atemrhythmus und dessen Intensität bekommen wir einen Eindruck, wie es jemandem geht. Das Lachen selbst ist ein mit meist positiven Emotionen gefärbtes Ausatmen. Und diese Emotionen können sehr unterschiedlich sein: Heiterkeit, Freude, Sympathie, Erleichterung, Erstaunen. Manchmal auch Überforderung, Verwirrung oder Scham. Ein Beispiel dafür, wie Lachen sogar aus großer Trauer heraus entstehen kann, hat mir vor längerer Zeit eine Kursteilnehmerin erzählt:

Ich stehe mit meiner Schwester am Friedhof. Oma ist leider gestorben und das halbe Dorf ist versammelt, um Abschied von ihr zu nehmen. Sie war sehr beliebt, obwohl sie eine unangenehme Angewohnheit hatte: Sie fluchte und warf immer wieder mit derben Sprüchen um sich. Nun, an diesem traurigen Tag schüttet es wie aus Kübeln und viele schwarze Regenschirme zeigen gen Himmel, als der Sarg mit ihren sterblichen Überresten ins Grab gelassen wird. In diesem Moment legt meine Schwester im Tonfall unserer geliebten Oma los: „Ein so ein Sch...wetter heute. Alles wird waschelnass,* was glaubt dieser blö... Herrgott eigentlich, wer er ist?" Sie kommt nun so richtig in Fahrt: „Man stirbt eh nur einmal im Leben und dann öffnet dieser blö... Herrgott alle Schleusen im Himmel." Während meine Schwester in diesem Tonfall weiterschimpft, beginnt uns diese skurrile Situation, gepaart mit unserer großen Trauer, zum Lachen zu bringen. Es ist ein Moment, in dem Schmerz und Absurdität zusammenfinden, und wir können nicht anders, als dem Lachen nachzugeben.

Es schüttelt uns so durch, dass sich die Leute nach uns umdrehen und uns strenge Blicke zuwerfen. Letztendlich müssen wir vom Friedhof flüchten und es dauert lange, bis wir uns wieder beruhigen.

Die unzähligen emotionalen Facetten des Lachens

Jede Aufzählung von emotionalen Qualitäten des Lachens kann nur unvollständig sein, verschafft uns aber dennoch einen Eindruck seiner Vielfalt: ironisches Lachen, gelangweiltes Lachen, erleichtertes, kicherndes und hämisches Lachen, nervöses Lachen, ungläubiges, verlegenes, infantiles, beleidigendes, konfuses Lachen. Triumphierendes, schelmisches und spöttisches Lachen, albernes und verzweifeltes Lachen, sanftes, wildes, ausgelassenes, schadenfrohes Lachen. Das Lachen kann sarkastisch sein, ungeduldig, impulsiv, ansteckend,

* Dialekt: völlig durchnässt

melancholisch, erschöpft, freudig, boshaft, höflich oder gönnerhaft. Es kann als falsch empfunden werden, als skeptisch oder übermütig, als gekünstelt oder einfach als fröhlich.

Lächeln

Ich bezeichne das **Lächeln** gerne als die kleine Schwester des Lachens. Wir lächeln aus den unterschiedlichsten Gründen, oft um damit eine freundliche, wohlgesinnte Stimmung zu erzeugen. Entwicklungsgeschichtlich gesehen wollten unsere Vorfahren so ihre Friedlichkeit zeigen und Konflikte vermeiden.

Letztens war ich mit dem Auto unterwegs. Ich fuhr in eine Parklücke und bemerkte, als ich den Motor abstellte, dass gerade eine Dame auch dort hätte parken wollen. Ups! Ich hob den Kopf und lächelte sie an. Mein Lächeln war der Versuch, die Situation zu entschärfen und eine Entschuldigung zu signalisieren. Sie hob daraufhin ihre Arme kurz vom Lenkrad, ließ sie mit einem Seufzer wieder sinken und fuhr dann weiter.

Lächeln als Türöffner

Lächeln kann auch Vertrauen schaffen. Es ist ein guter Auftakt für Gespräche mit Patient*innen und Angehörigen. „Ich freue mich, dass Sie da sind. Sprechen wir darüber, was zu tun ist, damit Sie wieder gesund werden." Mit einem Lächeln geben wir die gewünschte Gesprächsatmosphäre vor. Wir nehmen dabei automatisch Blickkontakt auf und signalisieren damit, dass keine Gefahr von uns ausgeht. Wir zeigen unserem Gegenüber Sympathie und Respekt.

Im Spital und im Pflegeheim können wir alle Anwesenden zum Lächeln und Lachen ermutigen und mit positivem Beispiel vorangehen. Dabei sollten wir jedoch nichts erzwingen. Oftmals höre ich von Pflegekräften, dass Patient*innen ihnen sagen, wie schön es ist, sie lachen zu hören, auch wenn ihnen selbst oft nicht danach zumute ist.

Lachen – die schönste Art der Ansteckung

Es ist ein wunderbarer Aspekt, dass Lachen und Lächeln einerseits die Folge eines Anlasses sind, andererseits aber selbst zum Anlass werden können, weil beide so ansteckend sind. Vielleicht kennen Sie Videos von lachenden Babys. Dieser ansteckenden Wirkung können wir uns nur schwer entziehen. Man lacht mit, die Anwesenden reißen sich gegenseitig mit. Dann ebbt es ab, aber nach kurzer Zeit kann es sich wieder neu entzünden. Gute Laune ist übertragbar, genauso wie schlechte Laune. Gähnen ist ansteckend und zum Glück auch das Lachen.

Was genau bewirkt nun dieses Phänomen des „Ansteckens"? Es ist ein Zusammenspiel aus physiologischen, psychologischen und sozialen Ursachen und Prozessen. Wenn wir sehen, wie jemand etwas tut, werden unsere Spiegelneuronen – spezielle Nervenzellen im Gehirn – aktiviert. Diese unterstützen uns dabei, die Handlungen und Emotionen unseres Gegenübers nachzuempfinden und nachzuahmen. Dadurch können wir uns in die andere Person einfühlen und lassen uns von ihrem Lachen anstecken.

Die körperlichen Auswirkungen des Lachens wurden und werden intensiv untersucht. Willkommen zu einem kleinen Überblick über entsprechende Forschungsergebnisse:

Physiologische Auswirkungen des Lachens

Beim Lachen geht es im **Gehirn** richtig zur Sache: Endorphine und weitere Neurotransmitter wie Dopamin, Adrenalin und Noradrenalin werden freigesetzt. Diese wirken je nach Bindungsort unterschiedlich. Beim Lachen machen sie uns wach, aufmerksam und gutgelaunt. Besonders hohe Dopaminkonzentrationen finden sich übrigens in den Gehirnbereichen, die für Freude und Glücksgefühle zuständig sind.

Auch andere Neurotransmitter wie Oxytocin und Serotonin werden beim Lachvorgang verstärkt produziert. Oxytocin, das häufig auch „Bindungshormon" genannt wird, stimmt freudig und verstärkt liebevolles Verhalten. Serotonin wirkt beruhigend und besänftigend. Diese beim Lachen erzeugten Stoffe sind nicht nur Überbringer von Botschaften, sondern gewissermaßen das Substrat unserer Gedanken und Gefühle. (Zehetbauer, 1993) Lachen „makes us feel good!", wie mein Großvater gesagt hätte, wäre er des Englischen mächtig gewesen.

Im **Gesicht** zeigen sich beim Lachen folgende Auswirkungen: Die Muskeln auf der Nase spannen sich an, es bilden sich Falten und die Nasenlöcher vergrößern sich. Der „Musculus Zygomaticus", auch Lachmuskel genannt, der am Jochbogen entspringt, zieht die beiden Mundwinkel nach hinten und oben und sorgt für einen fröhlichen Gesichtsausdruck. Er spannt zahlreiche weitere Gesichtsmuskeln an. Sind auch die Augenfältchen angespannt, nennt man dies das „echte" oder auch Duchenne-Lächeln. (Hirsch, 2019)

Dieser Begriff geht auf den französischen Wissenschaftler Guillaume-Benjamin Duchenne zurück. Wesentlich dabei ist, dass bei dieser natürlichen und aufrichtigen Art des Lächelns sowohl der Zygomaticus als auch die Augenringmuskeln beteiligt sind. Dieses Lächeln ist ein wunderbarer nonverbaler Gesprächseinstieg bei jedem Neuzugang und auch ein hilfreicher Eisbrecher bei jedem Betreten eines Krankenzimmers. Bei einem vorgetäuschten Lächeln fehlen diese Lachfalten bei den Augen übrigens und man hat nicht das Gefühl, dass das Lächeln einladend oder besonders vertrauensbildend ist.

Das **Herz** reagiert folgendermaßen: Lachen ruft eine Puls-, Blutdruck- und Zirkulationssteigerung hervor, wobei der Blutdruck nach dem Lachereignis unter das vorherige Niveau fällt. Dadurch entsteht ein hypotoner Effekt. Die Zirkulation wird angeregt, was manchmal auch als „inneres Joggen" beschrieben wird. Diese Form des „Joggens" ist gerade für ältere Personen sehr hilfreich, denn Lachen lässt sich auch im Bett oder im Rollstuhl praktizieren. (Bischofberger, 2002)

Lachen löst in der Lunge gleich mehrere Effekte aus: Es erhöht die Exspiration von CO_2, verbessert die Sauerstoffsättigung und vermindert das sogenannte Residualvolumen und die Feuchtigkeit in der Lunge. Diese wird richtig durchgelüftet und der Gasaustausch um das Drei- bis Vierfache gegenüber dem Ruhezustand gesteigert. (Bischofberger, 2002)

Lachen erhöht die Durchblutung und die Muskelanspannung der Skelettmuskeln im Bereich von Bauch, Nacken, Brustkorb und Schultern. Gleichzeitig entspannt sich die nicht beanspruchte Muskulatur. (Bischofberger, 2002)

Während des Lachens erhöhen sich die Temperatur und die galvanische Leitfähigkeit der Haut. Wir kennen das Gefühl: Lachen tut gut. Interessant finde ich, dass die Tränen, die wir lachen, zu einem Toxinabbau führen. Der Körper entgiftet sich. Tränen, die wir beim Zwiebelschneiden vergießen, enthalten dagegen fast nur physiologisches Wasser. (Bischofberger, 2002)

Beim Lachen werden der Darm und andere innere Organe durch das Vibrieren des Zwerchfells massiert, was die Verdauung anregt. (Fallmann, 2011)

Zudem bewirkt Lachen eine verbesserte humorale und zelluläre Immunantwort. Das gestärkte Immunsystem bleibt für etwa eine halbe bis zu zwölf Stunden erhalten. (Hirsch, 2019)

All diese Forschungsergebnisse bestätigen, was wir selbst häufig wahrnehmen: Lachen fühlt sich gut an und entspannt Körper und Geist.

Lachyoga

Fake it till you make it

Lachen bricht aus uns heraus. Wir können es nicht einfach willentlich erzeugen, außer beim **Lachyoga**, dem „Lachen mit Anlauf." Dies ist eine interessante Möglichkeit, bewusst und regelmäßig die Vorteile des Lachens auszukosten. Lachyoga zielt darauf ab, allein oder in der Gruppe zu lachen. Mit Atemübungen und anregenden Bewegungssequenzen wird absichtliches Lachen gefördert. Durch die Wiederholung der Übungssequenzen und die Gruppendynamik geht dieses willentlich begonnene Lachen früher oder später in echtes Lachen über und die positiven Effekte auf Körper und Geist werden spürbar. Der Leitspruch des Lachyoga ist: „Fake it till you make it."

Eigentlich ist es schwer, Lachyoga nur durch eine kurze Beschreibung zu vermitteln. Wenn ich Ihr Interesse geweckt habe, dann nehmen Sie bitte an einem Lachyogakurs teil. Im besten Falle stecken Sie Ihre Kolleg*innen mit Ihrer Begeisterung dafür an.

Wenn man den Prozess des „Lachens" durch die Brille der Persönlichkeitsentwicklung betrachtet, so kann uns die folgende Einteilung von Rolf Dieter Hirsch helfen. Er hat **fünf Lachstufen** definiert, die sehr nützlich für das Verständnis dieses Phänomens sind. (Hirsch, 2001)

Die fünf Lachstufen

Stufe 1: „Man kann nicht lachen. Aufgrund der individuellen Situation, der persönlichen Wertehaltung oder weil das Umfeld auf ein bestimmtes Ereignis auch nicht mit Lachen reagiert." (Hirsch, 2001)

Ich denke, hier sollten wir nicht werten, weil man die Gründe für dieses Verhalten nicht kennt. Die Person ist vielleicht eher introvertiert, emotional oder mit einem Trauma belastet. Wenn der Kontakt zu solch einer Person erforderlich ist, würde ich versuchen, mit ihr ins Gespräch zu kommen, um weitere Informationen zu erhalten. Vielleicht lässt sich dieses Verhalten des Nicht-Lachens respektvoll ansprechen und abklären. Meine Reaktion als Clown wäre es, selbst ohne Übertreibung ernst zu sein und so den Kontakt zum Gegenüber zu suchen.

Wer weiß, vielleicht passiert dann etwas Komisches und die Tür zum Lachen öffnet sich einen Spalt breit. Und wenn sie einmal offen ist, dann weiß mein Alter Ego, Clown Gustav Wurl, dass die Verlockung, über diese Schwelle zu gehen und sich dem Lachen hinzugeben, sehr groß ist.

Stufe 2: „Über andere lachen können: Analog zur Überlegenheitstheorie sind hier die Missgeschicke anderer Auslöser für Gelächter. Dieses gelingt, auch wenn man – selbst in dieser Situation – nicht über sich selbst lachen könnte." (Hirsch, 2001)

So schön es manchmal auch ist, über Pech und Pleiten anderer zu lachen, bleibt einem selbst das Lachen bald im Halse stecken, wenn man von Pech und Pleiten verfolgt wird. In solchen Momenten hofft man, dass das Gegenüber Mitgefühl zeigt und einen nicht auslacht, wenn man selbst in der Bredouille steckt.

Stufe 3: „Über mich selbst lachen […] können: Auf dieser Stufe ist bereits ein Prozess der Selbsterkenntnis in Gang gekommen. Lachen über sich selbst bedeutet einen wichtigen Reifeprozess in der Persönlichkeitsentwicklung." (Hirsch, 2001)

Für mich hat diese Stufe einen wichtigen Bezug zur Pflegepraxis. Pflegepersonal ist regelmäßig in herausfordernden Situationen, muss Entscheidungen treffen und das eigene Tun reflektieren. Hier ist die Chance zur Entwicklung einer gesunden Resilienz gegeben, einer humorvollen Bewältigung von kniffligen Situationen. Mehr dazu erläutere ich im Kapitel „Humor in der Pflege – ein Booster für Kommunikation und Wohlbefinden".

Stufe 4: „Andere dürfen über mich lachen: Diese Stufe wird oft von Clowns vorgelebt, die Missgeschicke parodieren und dem Publikum überspitzt vorführen. Gelingt dies im Alltag und dazu noch rasch nach dem Erlebnis, so ist ein weiterer und großer Schritt in Richtung „Komik im Alltag" getan." (Hirsch, 2001)

Kabarettist*innen und Comedians zeigen uns auf professionelle Weise, was uns als Publikum im Alltag alles an Schwierigkeiten widerfahren kann. Wir schauen ihnen gerne zu, weil wir unsere Lebenssituationen wiedererkennen. In der ersten Reihe machen wir es uns bequem, genießen es, die Akteur*innen auf der Bühne hadern zu sehen und können „ablachen". Wenn Sie selbst gerne im Rampenlicht stehen und sich humorvoll exponieren, dann freue ich mich für Sie. Sie haben damit unzählige Möglichkeiten, Humor zu verbreiten und andere zum Lachen zu bringen. Habe ich es schon erwähnt? Wir Clowns haben einen coolen Job!

Stufe 5: „Gemeinsam mit anderen über mich selbst lachen: Auf diesem höchsten Niveau lachen die betroffenen Personen gemeinsam mit anderen Leuten über ein selbst erlebtes Ereignis und sind dabei fähig, dieses vor dem inneren Auge Revue passieren [zu lassen] und darüber lachen zu können." (Hirsch, 2001)

Ich habe keine Scheu, den Fehler, den ich gemacht habe, mit anderen zu teilen. Ich schäme mich nicht, ich suche und finde einen humorvollen Aspekt an dieser misslungenen Situation. Dazu brauche ich Vertrauen, dass mich die Umstehenden nicht auslachen werden. Ich biete dadurch einen Umgang miteinander an, der sorgsam und respektvoll ist. Eine Kursteilnehmerin, sie ist Pädagogin, erzählte mir zu diesem Thema die folgende Geschichte:

Odyssee im Hotel

Ich komme direkt von der Ausbildung an meinen ersten Arbeitsplatz. Gleich am ersten Schultag findet am Nachmittag eine große Veran-

> staltung statt und der einzige Stuhl, der noch frei ist, ist neben dem des Direktors. Ich nehme Platz, bin aufgeregt und fühle mich extrem unsicher. Da kommt er herein, begrüßt alle Anwesenden freundlich und erzählt eine Geschichte: „Ich komme gerade von einer mehrtägigen Fortbildung und habe dort meinen Zimmerschlüssel an der Rezeption abgeholt. Dann bin ich mit meinem Trolley und meinem Koffer, wie von der Dame an der Rezeption beschrieben, durch den Gang, die Stiege hinunter in den Hof, dort die Stiege hinauf, aber ich kann leider mein Zimmer nicht finden. Ich gehe nun den langen Weg mit meinem Trolley und meinem Koffer wieder zurück zur Rezeption und bitte um nochmalige Beschreibung des Weges. Freundlich erklärt ihn mir die Dame nochmals, ach, im Hof die zweite Stiege nehmen. Gut. Aber auch diesmal ist weit und breit kein Zimmer mit der richtigen Nummer zu finden. Ich bin viermal an der Rezeption gewesen, bis ich endlich mein Zimmer gefunden habe. Ihr könnt sehen, ich bin zwar ein Direktor mit vielen Zusatzfortbildungen, das heißt aber noch lange nicht, dass ich in der Lage bin, mein Hotelzimmer zu finden." Er sagt dies lachend und die Anwesenden lachen mit ihm. Mir fällt als neue Pädagogin an der Schule ein Stein vom Herzen. Ich war dann lange Jahre dort tätig und habe das freundliche Arbeitsklima sehr geschätzt.

Ein schönes Beispiel für die Stufe, mit anderen über sich selbst zu lachen. Dieses Beispiel birgt für mich noch eine weitere Erkenntnis zum Thema Humor und Hierarchie: Wenn Sie in einer leitenden Position sind und Ihnen Humor in Ihrer Abteilung oder auf Ihrer Station wichtig ist, dann gehen Sie mit gutem Beispiel voran und lachen Sie gelegentlich mit Ihren Mitarbeiter*innen über Dinge, die Ihnen nicht so optimal gelungen sind. Dies ist die kraftvollste und wirksamste Einladung für ein humorvolles und wertschätzendes Miteinander.

Das Morgenhygiene-Desaster

Eine Gesundheits- und Krankenpflegerin erzählte mir folgende köstliche Anekdote:

> Ich bin in der Ausbildungspraxis in der Geriatrie und zuständig für die Morgenhygiene in einem Sechs-Bett-Zimmer. Ich stehe am Waschbecken und reinige die dritten Zähne der Patientinnen, als meine Bewegungen immer langsamer werden und sich ein schrecklicher Gedanke einschleicht: Ich habe die Gebisse vertauscht! Weiß nicht mehr, welches zu welcher Patientin gehört. Oh, Schockschwerenot! Die Tür öffnet sich und die Stationsleiterin sieht meinem Tun eine Zeit lang zu. Mein Kopf läuft rot an und ich weiß nicht mehr, was ich gestammelt habe. Blackout. Sie kommt nun zu mir her und wir spulen das Reinigungsprotokoll für solche Fälle ab. Sie hat es mir nicht übel genommen, hat ein bisschen geschmunzelt, aber mir war nicht nach Schmunzeln zumute. Ich habe auch nachher vergessen, was sie zu mir gesagt hat. Der Schock saß tief. Jahrelang habe ich diese Geschichte immer wieder an geselligen Abenden erzählt. Heute kann ich mit genügend Abstand mit meinen Freund*innen Tränen darüber lachen. So löste sich die damalige Erschütterung langsam aber sicher auf.

Lachen: Der Praxisteil

Zum Abschluss dieses Kapitels lade ich Sie ein, selbst zu lachen, oder es sich zumindest vorzustellen. Egal, ob zu Hause auf dem Sofa, in der Dusche, unterwegs im Wald oder im Auto. Sie können diese Übung auch gerne mit Ihren besten Freund*innen machen. Ich stelle Ihnen nun einige Lachtypen vor und Sie legen einfach los, okay?

- Wie klingt es, wenn Sie keuchend lachen? Einfach mal ausprobieren.
- Brummend lachen, bitte!

- Kudern Sie mal eine Minute lang, der Kopf wackelt mit.
- Probieren Sie den „Grunzer“, auch Polypentyp genannt.
- Versuchen Sie nun den „Inhalierer“ oder auch Rückwärtslacher. Move your Oberkörper.
- Kurze Pause. Durchatmen.
- Weiter geht's: Vom Urwald-Papageienlacher gibt es viele Varianten. Probieren Sie mindestens drei davon! Sollten die Nachbar*innen besorgt klingeln, laden Sie sie einfach ein, mitzumachen!
- Wie klingt der Ziegenlacher aus der Serie „Fred Feuerstein“? Lachen Sie wie Barney Geröllheimer!
- Lachen Sie den „brachialen Wirtshauslacher“!
- Immer gut an kommt der verschämte Lacher. Arme und Hände mitbewegen!
- Und zum Abschluss noch der „stumme Lacher“. Mit viel Bewegung bitte, inklusive einmal Aufspringen vom Stuhl.

Humorarten in der Pflegepraxis

Nachdem wir ein Auge auf den Humor geworfen haben, und das andere auf das Lachen, tasten wir uns nun, nachdem uns zur Zeit kein drittes Auge zur Verfügung steht, in die Pflegepraxis vor und beschäftigen uns mit den bunten, vielfältigen Erscheinungsformen des Humors.

Sanfter Humor ist durch seinen niederschwelligen Ansatz besonders geeignet, um auf freundliche Weise in Kontakt zu treten. Er ist ideal für den täglichen Umgang mit Patient*innen. Intellektueller Humor hat mit Denken und Sprache zu tun, erzeugt eine kreative, wache Atmosphäre und äußert sich etwa in Wortspielen oder Reimen. Schwarzer Humor thematisiert oft ernste Situationen und versucht dadurch, auch den schwierigen Momenten im Leben etwas Humorvolles abzugewinnen, um sie erträglicher zu machen.

Sanfter Humor

Der sanfte Humor schafft eine freundliche Atmosphäre durch Lächeln, spontane Äußerungen oder stimmige Bemerkungen.

Die Pflegerin betritt das Zimmer. Einmal tief Luft holen. Sie lässt die hektischen Minuten am Gang hinter sich, ein Patient hatte eine Kreislaufschwäche, nun fokussiert sie sich neu. Sie soll bei den Patient*innen den Blutdruck und das Fieber messen. Ihr erster Gedanke ist aber bewusst nicht darauf gerichtet, sie fokussiert sich stattdessen auf die Menschen, die im Zimmer sind. Sie grüßt jeden von ihnen persönlich, fragt, wie es ihnen heute geht und plaudert kurz mit ihnen. Ein Hauch von Zuhausegefühl breitet sich aus und ein Stück Normalität kehrt ein. Mit einem Lächeln im Gesicht geht sie von Bett zu Bett, misst Blutdruck und Körpertemperatur und schenkt jedem die nötige Aufmerksamkeit, Respekt, Wertschätzung, freundliche Kommentare. Einen Patienten fragt sie, ob sie das Kopfteil des Krankenbettes höherstellen soll, damit er sich beim Frühstück, das bald kommen wird, leichter tut.

Manche werden vielleicht sagen, das sei eine Szene aus einem idealen Szenario, andere werden ihr eigenes Tun wiedererkennen. Es ist der Versuch, das Wesentliche, das man unter „sanftem Humor" versteht, in eine kleine Geschichte zu verpacken. Ich höre von Pflegenden, dass sie sich bewusst entscheiden, freundlich in ein Zimmer hineinzugehen, dass sie den menschlichen Kontakt an erste Stelle stellen, bevor sie pflegerische Handlungen setzen, dass sie nachfragen, ob ihr Gegenüber etwas Spezielles benötigt. Man kann sich für dieses Verhalten entscheiden und es einüben.

Das authentische Lächeln

Natürlich gibt es Tage, an denen man nicht in Hochform ist. Auch dies sollte man akzeptieren: „Heute bin ich leider nicht so gut drauf, Frau Felber." „Ich habe es schon bemerkt. Wissen Sie was, ich kann heute schon selber aufsitzen, da brauchen Sie mir nicht dabei zu helfen." Ehrlichkeit schafft Vertrauen. Es ist gut, sich selbst einzugestehen und zu akzeptieren, wenn man einmal nicht so gut aufgelegt ist. Dieses authentische Verhalten verhindert, dass ein Lächeln zur maskenhaften Grimasse wird. Sollte dies doch einmal geschehen, dann hilft eines: Atmen!

Einmal atmen bitte!

In meiner Zeit bei den ROTEN NASEN habe ich viele Spendenschecks entgegengenommen und viele Hände geschüttelt. Beim obligatorischen Dankesfoto gab es oft kleine Pannen. Die Speicherkarte ist voll, der Blitz funktioniert nicht, die Blumen im Hintergrund stören. Und so warten wir, noch immer in Handshake-Position, mit einem Lächeln im Gesicht auf das erlösende Foto. Es gibt nicht wenige Fotos, auf denen ich meist lächelnd zu sehen bin, sich bei den Gesichtern der Spender*innen aber ein eingefrorenes, verkrampftes, in die Jahre gekommenes Lächeln zeigt, das manchmal höchst komisch anzusehen ist. Natürlich sind dies alles hilfsbereite Menschen, aber wohl nicht so wie wir Clowns darin geübt, das Lächeln innerlich immer wieder bewusst atmend neu zu suchen und aufzufrischen.

Sanfter Humor: Alltag trifft Leichtigkeit

Authentizität ist essenziell, um sanften Humor versprühen zu können. Respektvolle Begegnung auf Augenhöhe ebenso. Kein von-oben-herab-Getue, sondern ein wertschätzender Umgang von Mensch zu Mensch. Die Fähigkeit, spielerisch mit ernsten Situationen umgehen zu können, ist dafür ebenfalls hilfreich. Verspieltheit öffnet neue Gedankenräume und schafft neue Anknüpfungspunkte zu den Menschen. Sie bringt Leichtigkeit und Entspanntheit, die gerade im Krankenhausumfeld ihre entlastende Wirkung entfalten können. Sie ist ein Gegengewicht zu Angst, Sorge und Schmerz.

Ich glaube, dass nicht nur im Bereich der Pflege die Angewohnheit, einander Komplimente zu machen, viel zu selten praktiziert wird. Dazu möchte ich gerne von einem wunderschönen Erlebnis erzählen, das mir ein etwa fünfjähriger Junge während einer Clown-Visite beschert hat.

Ein Lob geht unter die Haut

Wir bringen einen lustigen und berührenden Besuch in seinem Zimmer zum Ende. Als meine Kollegin und ich uns gestenreich von unserem jungen Publikum und seinen Angehörigen verabschieden, baut er sich vor uns mit in die Hüften gestützten Händen auf und verstellt uns den Weg. Seine Augen suchen die meinen, er schaut zu mir hoch und sagt leise und klar: „Das hast du aber gut gemacht!"

Mein Gott, das geht rein. Meine Knie zittern leicht und mit etwas beschlagener Stimme antworte ich ihm: „Danke. Das war ein echter Zaubersatz von dir!“ Draußen tausche ich mich mit meiner Clownkollegin aus und wir stellen fest, wie wirksam dieser Satz ist. Beim nächsten Übergabegespräch im Pflegestützpunkt probieren wir ihn gleich aus und er stößt auf große Resonanz.

Ich finde, wir sollten das auch im beruflichen Umfeld öfter praktizieren – nach einem schwierigen Nachtdienst oder wenn herausfordernde Patient*innen entlassen wurden. „Das haben wir aber gut gemacht.“ Ein kurzer Satz im Rahmen der Morgenübergabe, in einer hitzigen Debatte oder auch in einer ruhigen Minute erzeugt ein Klima der Wertschätzung der Leistungen, die erbracht werden. Man betrachtet seine Arbeit aus einer gewissen Entfernung und erkennt: „Ja, diese Arbeit macht Sinn. Und wir machen sie gut.“

Kurz vor Ende unserer Clown-Visite kommen wir in ein Kinder- und Jugendzimmer, in dem ein junger Chirurg gerade ein OP-Nachgespräch führt. Wir warten übertrieben geduldig und als er sich von seinen Patient*innen verabschiedet hat, sprechen wir ihn an. „Herr Doktor, wir haben heute einen absoluten Kraftsatz gehört, den wir Ihnen auch gerne mitteilen möchten.“

Leicht irritiert bleibt er stehen, in der gesenkten Hand das Klemmbrett mit den Unterlagen. Wir stellen uns vor ihn hin, schauen ihm in die Augen und sagen unisono: „Das hast du aber gut gemacht!“ Sein Gesicht ist bewegungslos, seine Hand mit dem Klemmbrett fährt schützend nach oben an die Brust und seine Augen werden feucht. Fluchtartig und ohne Worte verlässt er den Raum.

Wir sind sehr betroffen von dieser Situation. Es ist ja wirklich nicht unsere ureigenste Aufgabe, die Menschen zum Weinen zu bringen. Dieser Satz hat ihn überraschend getroffen, wie ein Keulenschlag. Wann hat ihm zuletzt jemand gesagt, dass er seine Arbeit gut macht? Wie traurig.

Es scheint nicht selbstverständlich zu sein, einander Wertschätzung entgegenzubringen. In einem Umfeld, wo die Zusammenarbeit multiprofessioneller Teams essenziell ist, können wir aber nicht darauf verzichten. Den Satz „Das hast du aber gut gemacht" kann ich mir in passenden Momenten selbst sagen. Ich kann ihn zu meinen Kolleg*innen sagen, hoffentlich auch zu meinen Vorgesetzten. „Wertschätzung statt Schwertwetzung" sozusagen. So praktizieren wir sanften Humor auch im Team.

Intellektueller Humor

Wortwitze, Wortkreationen, bewusste Missverständnisse und Doppeldeutigkeiten bringen uns zum Lachen oder Schmunzeln. So lautet die kurze Beschreibung dieser pfiffigen Humorart aus meiner Sicht. Intellektueller Humor erfordert operative Denkfähigkeit und drückt sich in der Regel sprachlich aus.

Wortwitz macht Spaß und hat ein großes spielerisches Moment. Gleichzeitig hängt die Wirkung sehr von Geschmack und Lebenswelt der Menschen ab, denen etwas Humorvolles erzählt wird. Daher ist es wichtig, sein Gegenüber gut einzuschätzen. Wenn man mit einer vermeintlich humorvollen Äußerung danebentappt, kann dies eine peinliche Situation erzeugen. Wer sein Gegenüber jedoch korrekt beurteilt, kann wunderbare Momente kreieren, an denen sich beide erfreuen.

Zwei Ärzte bei der Teambesprechung: „Was sagst du zur neuen Küche?"
„Was soll ich sagen? Hi, Küche?!" (Biemann, 2021)

Die Ärztin beim Aufnahmegespräch eines Patienten mit Alkoholvergiftung: „Und, sind Sie auch bei der Landwehr?"
Auf den fragenden Blick des Patienten hin sagt sie: „Na, do lahnt wer und do lahnt a wer!"*

* Dialekt: „Da lehnt jemand und da lehnt auch jemand."

Im Krankenhaus ist Wortwitz häufig anzutreffen, er geht hier oft von den Patient*innen aus. Sie drücken damit ihre Freude darüber aus, sich wieder lebendig zu fühlen. Bei der Genesung spielt die zurückkehrende Agilität eine große Rolle. (Über-)Lebensmut wird sichtbar.

Bewusstes Missverständnis

Der Patient erhält viele Infusionen. Seine Leitung muss immer wieder mit Kochsalzlösung gespült werden. Die Gesundheits- und Krankenpflegerin kommt ins Zimmer und sagt zu ihm: „Gemma spüln, Herr Perner?"* Woraufhin er mit gespielter Überraschung meint: „Aber Sie wissen ja, i bin schon zu alt dafür ..." Sie reagiert mit übertriebener Entrüstung: „Nicht spielen, sondern spülen, lieber Herr Perner!" „Oh, ach so, na dann ..."

All das waren Beispiele für den sogenannten „spontanen" Humor, der in Alltagssituationen entsteht und sich unmittelbar in humorvollen Äußerungen zeigt.

Formaler Humor – Gymnastik im Kopf

Daneben gibt es den sogenannten „formalen Humor", der sich in Witzen, lustigen Anekdoten, Kalauern, Rätselfragen oder spaßigen Redewendungen äußert. Auch diese Humorkategorie hat ihren festen Platz, sowohl im Krankenhaus als auch im Pflegeheim.

Ein Klassiker: „Was ist der Unterschied zwischen einer Chemikerin und einer Hebamme? Die Chemikerin sagt H_2O und die Hebamme sagt *Oha, zwei!*"

„Wie heißt die berühmteste Waldfee?" „Holla."

Und natürlich darf Heinz Erhardt nicht fehlen: „Alles im Leben geht natürlich zu, nur meine Hose, die geht natürlich nicht zu."

* Dialekt: „Gehen wir spülen/spielen, Herr Perner?"

Es gibt allerdings auch Momente, in denen uns Helfer*innen das Lachen im Hals steckenbleibt. Der Verlust kognitiver Fähigkeiten bei beginnender Demenz zeigt oft tragikomische und überraschende Facetten. Eine Dame vom ehrenamtlichen Besuchsdienst erzählte mir folgende Anekdote:

Sie unterhielt sich mit einem älteren Ehepaar. Frau Masser machte sich zusehends Sorgen um den Gesundheitszustand ihres Mannes: „Wissen Sie, mein Mann baut immer mehr ab, er vergisst schon so viel! Gott sei Dank haben wir schon einen Termin beim Urologen." Unfreiwillige Komik mit einem Schuss Tragik, die die Dame vom ehrenamtlichen Besuchsdienst erstmal sprachlos zurückließ.

EXKURS:

Humorentwicklung bei Kindern und Jugendlichen

Auf den Kinderstationen ist der Humor besonders vielfältig ausgeprägt, weil er stark vom Alter und Entwicklungsstand der Kinder abhängig ist. Diese Humorentwicklung beginnt bereits im Säuglingsalter. Wir betrachten sie hier nun ab dem Zeitpunkt, zu dem Sprache schon deutlich zutage tritt.

Paul McGhee und seine wunderbare Forschungsarbeit

Paul McGhee betont, dass Humor ein intellektuelles Spiel ist. Er ist eine freudige Reaktion auf die Widersprüche des Lebens. Humorvoll sein heißt, auf Tabus zu reagieren, auf emotional gehaltvolle Ideen und Aktionen. Der Sinn für Humor reift parallel zu unserer emotionalen und intellektuellen Entwicklung. (McGhee, 2001)

Im Alter von zwei bis vier Jahren bezeichnen Kinder Objekte oder Aktionen spaßeshalber falsch. Eine Katze nennen sie Hund, einen Schuh eine Socke. Wer mit Kindern dieses Alters spielt, wird viel Vergnügen mit Verwechslungen und Umbenennungen erzeugen können.

Etwas später, im Alter von drei bis fünf Jahren, spielen Kinder auch schon gerne mit Wortklängen, albernen Reimen, lustigen Wortveränderungen und Nonsenswörtern: *Flaschi, Laschi, Hosentaschi*.

Auf der nächsten Entwicklungsstufe werden nun Wörter mit und ohne Bedeutung gleichermaßen spielerisch verwendet. Ein wunderbares Beispiel dafür ist ein Liedtext des Salzburger Kinderliedermachers Walter Müller:

Kuddel Muddel Apfelstrudel
mir wächst aus dem Kopf eine Suppennudel
Kuddel muddel eins zwei drei
und dann hudelt noch ein pudelnasser Pudel vorbei.

Mit Kindern dieses Alters lässt es sich sprachspielerisch wunderbar blödeln.

Im Alter von etwa sechs Jahren kommt nun auch das Interesse an Rätsel- und Scherzfragen dazu:

Warum ist ein Eisbär weiß? Wäre er rot, würde er Erdbeer heißen.
Was ist ein Keks unter einem Baum? Ein schattiges Plätzchen.
Wer schummelt im Dschungel? Mogli.
Was sagt der große Stift zum kleinen Stift? Wachs-mal-Stift.

Ab dem siebten Lebensjahr liegt schon konkretes operatives Denken vor und die spannende Entdeckung, dass ein Wort mehrere Bedeutungen haben kann.

Hier wäre das Teekesselspiel zu erwähnen, ein Ratespiel, bei dem zwei Personen einer dritten Person jeweils eine andere Bedeutung desselben Wortes erklären, etwa: „Mein Teekessel wächst in dunklen, feuchten Ecken." „Und mein Teekessel ist weiß und galoppiert über die Prärie." Die dritte Person soll nun dieses Wort erraten.

Warum ist Humor im Spitalsumfeld so relevant und hilfreich? McGhee führt dazu aus: „Humor unterstützt die kindliche Entwicklung auf vielfache Art und Weise: Freude und Glück werden aufrechterhalten, Bindungen zu Eltern, Pflegepersonal und Gleichaltrigen werden gestärkt. Humor hilft beim Aufbau zwischenmenschlicher Fähigkeiten und des Selbstwertgefühls. Er unterstützt Kinder, mit Wut, Angst und Aggression umzugehen, er fördert die geistige Entwicklung und regt die Kreativität an. Und ja, er trägt sogar zur körperlichen Gesundheit bei." (McGhee, 2001)

Also lachen wir mit den Kindern im Spital und sorgen wir für eine ausreichend spielerische und humorvolle Atmosphäre, die ein wichtiges Gegengewicht zu den ernsten Themen im Krankenhaus darstellt. Ich hätte nun große Lust, zu erzählen, was wir Clowns alles dazu beitragen, aber das würde ein eigenes Buch füllen. Vielleicht hier nur zwei Beispiele:

Weihnachten, ein Fest des Lachens

Es ist Weihnachtszeit. Wir haben uns für die heutige Clown-Visite in der Grazer Pädiatrischen Hämato-Onkologie ein Thema vorgenommen: das Krippenspiel. Es bietet gute Möglichkeiten, die Kinder thematisch abzuholen und mit ihnen eine weihnachtsstimmige, fröhliche Zeit zu verbringen. Vorab ist noch zu erwähnen, dass uns Clowns mit der hiesigen Dame von der Raumpflege, Margarethe, eine spezielle Beziehung verbindet. Sie ist sehr herzlich, aber auch sehr unwirsch, wenn sie mit ihrem Besen nicht gleich überall hinkommt, wo sie möchte. Immer wieder einmal haben wir schöne, launige Szenen mit Kindern aufgebaut, aber wenn Margarethe den Raum betritt, ist Schluss mit lustig, da müssen wir zur Seite springen und können uns unsere netten Szenen in die Haare schmieren. Eigentlich mögen wir einander, aber halten irgendwie doch Respektabstand.

Nun betreten wir ein Kinder- und Jugendzimmer. Anwesend sind zwei junge Männer um die achtzehn und ihre beiden Väter. Weit und breit keine Kinder zu sehen. Wir fragen nach den Kindern, suchen sie im Bad, in den Schränken, im Nachtkästchen, bis einer der Jugendlichen sagt: „Wir sind die einzigen hier, es gibt keine kleinen Kinder im Zimmer."

Wir Clowns sind nun völlig perplex und deprimiert: Wir müssen unbedingt unser Krippenspiel heute aufführen, freuen uns sehr darauf und haben schon alles dafür vorbereitet. Doch wir ernten nur bedauernde Blicke von den vier Herren. Da presche ich vor und frage, ob sie nicht bereit wären, für uns in die Rollen der Kinder zu schlüpfen, die beiden Jugendlichen und auch die beiden Väter? Solche Wünsche kann man einem Clown nicht einfach abschlagen. Höflich und etwas zögerlich erklären sie sich bereit, am Krippenspiel mitzuwirken. Wir haben Ochs- und Eselsohren schon vorbereitet, setzen sie uns gegenseitig auf, machen den dazupassenden Soundcheck mit einer Prise Beatboxing und die Szene lockert sich binnen kürzester Zeit auf. Was für ein Spaß und eine Freude, die Väter mit ihren Söhnen so herzhaft lachen zu sehen. Auch die genaue Einflugschneise des Weihnachtssterns will mathematisch berechnet sein!

Als es am schönsten ist, öffnet sich die Zimmertüre und – Margarethe schiebt sich herein. Wir erstarren in unserem Spiel und in die Stille hinein sage ich: „Hallo Margarethe, schön, dass du da bist." Auf ihren fragenden Blick hin spreche ich weiter: „Wir machen gerade ein Krippenspiel ... Und wir suchen noch ein Jesuskindlein." Tja, nach einer kurzen Schrecksekunde setzt sie sich in Gang, so richtig. Es gibt eine Verfolgungsjagd quer durch das Zimmer, ich voran, dahinter Margarethe mit ihrem flinken Besen. Ich kann nicht sagen, wie lange diese Szene gedauert hat. Ich weiß nur, wie sie geendet hat: Wir mussten beide aus dem Zimmer fliehen. Aus dem Augenwinkel heraus habe ich noch gesehen, wie sich die Oberkörper der vier Herren vor Lachen bogen.

Die Facetten des intellektuellen Humors zeigen sich hier in der Fähigkeit und Bereitschaft der Jugendlichen, in andere Rollen zu schlüpfen. Die Scheu und Scham davor, kindlich zu sein, ist bei Heranwachsenden oft groß. Es erfordert Selbstbewusstsein und eine gewisse Reife, erst mal kurz den Achtzehnjährigen abzulegen und in die Rolle eines Sechsjährigen zu schlüpfen.

Und dann haben die beiden noch geblökt, gemuht und einfallsreich ihrer Spielfreude beim Krippenspiel freien Lauf gelassen. Ja, manchmal kann man auch mit Erwachsenen herrlich kindisch blödeln. Man lädt sie dazu ein und wenn es passt, entstehen wunderbare Momente, die man sich wenige Augenblicke vorher noch gar nicht vorstellen konnte.

Die andere Geschichte hat sich auf der Ambulanz der Universitätsklinik für Kinder- und Jugendchirurgie in Graz ereignet:

Ein Mädchen, ein Lied und ein F...

Ein etwa siebenjähriges Mädchen liegt auf einer mobilen Liege im Wartebereich des Untersuchungs- und Behandlungszimmers. Schon als wir um die Ecke biegen, hören wir ihr andauerndes Wimmern. Sie hat Schmerzen im linken Fuß. Dieser ist etwas hochgelagert und um den Fuß herum ist ein achtungseinflößendes Metallkonstrukt angebracht. Die Eltern erklären uns später, dass die Tochter einen komplizierten Bruch hat, der viele ihrer Fußknochen beeinträchtigt und aus ihrer natürlichen Lage gebracht hat. Die Metallkonstruktion ist nun der Versuch der Chirurg*innen, jedes Knöchelchen wieder an seinem ursprünglichen Ort zu fixieren. Dieser Eingriff ist vor einer Woche geschehen, aber nun hat die Siebenjährige so höllische Schmerzen, dass die Familie spontan wieder ins Krankenhaus gefahren ist.

Wir stehen vor ihr und dann ist erstmal gar nix lustig. Auf unsere fragenden Blicke hin beginnt sie zu erzählen, was geschehen ist. Ich nehme einige Wortfetzen auf: „... der blöde Fuß sticht so, wir wohnen in Bad Aussee, ... unglücklich verletzt ..."

Ich nehme nun meine kleine Clown-Gitarre zur Hand, beginne, einige Akkorde darauf zu spielen und dazu eine Melodie zu summen. Meine Kollegin holt einen kleinen Shaker, eine eiförmige Rassel, aus ihrem Handtäschchen und spielt im Rhythmus dazu. Im Laufe weniger Momente entsteht im kreativen Zusammenwirken mit dem Mädchen ein kurzes Lied, das wir gemeinsam immer wieder wiederholen.

Au weh, au weh, au weh
ich fahre heut noch nach Bad Aussee.
Du blöder, blöder Schmerz, ich sag's dir kurz
auf dich lass ich heute einen F...!

Beim F-Wort singe ich im Laufe der Zeit gar nicht mehr mit, sondern mache eine gehaltvolle Pause, die nun von der Siebenjährigen laut gefüllt wird. Bei jeder Wiederholung singt sie lauter und voller Inbrunst. Auch die anderen Wartenden schauen und hören zu und freuen sich auf ihr wiederkehrendes F-Wort. Bei all dem Schmerz und der Anspannung, die spürbar vorhanden sind, hat sie für sich ein geniales Ventil gefunden, um sich diesem Leid zu stellen und es hinaus in die Welt zu schreien. Und noch dazu in Form eines coolen Songs. Ihre Stimme hat Kraft, die sie auch benötigen wird, um mit ihrer Situation zurechtzukommen. Die Türe zum Untersuchungszimmer geht auf und wir verabschieden uns natürlich mit einem gemeinsamen F...!

Am Abend erhalte ich eine E-Mail von ihren Eltern: „Vielen, vielen Dank für das, was ihr heute für unsere Tochter getan habt. Sie hat den langen Weg nach Bad Aussee die ganze Zeit über dieses Lied gesungen."

Hier entstand ein kreativer Akt, um Gefühle in Worte zu packen, ihnen Rhythmus und Melodie zu verleihen. Um einen Kraftsatz zu kreieren, der das Gefühl von Selbstwirksamkeit stärkt, den Schmerz kurz bändigt und die Energie gibt, durchzuhalten.

Schwarzer Humor

Humor an der Schmerzgrenze

Die letzten Worte des Elektrikers: „Was ist das für ein Kabel?"

Galgenhumor kommt angesichts ernster und bedrohlicher Situationen zum Vorschein. Je tiefer der gefühlte Abgrund, desto „galgen" der Humor. Er dient dem Ablassen von großem Druck und bringt keine echte Entlastung, aber zumindest erste Erleichterung.

„Linkes Bein markiert, rechtes amputiert." Wir kennen diese und ähnliche Meldungen aus den Medien. Beim schwarzen Humor geht es um die Substanz, um Leben oder Tod. Bisweilen bricht der schwarze Humor Tabus und überschreitet die Grenzen des guten Geschmacks.

> Der Pfleger und der Mann mit den beiden amputierten Beinen kennen sich schon jahrelang. Der Pfleger: „Na, Herr Wagner, sollen wir heute die Zehennägel schneiden oder lieber morgen?" Herr Wagner stutzt kurz und antwortet: „Ach, besser morgen, da hab ich dann wieder frische Socken an."

Diese neckische Spielfreude hat hier eine gehörig schwarzhumorige Färbung, die Herrn Wagner aber nichts ausmacht. Im Gegenteil, er mag das sehr. Endlich jemand, der sich nicht scheu und peinlich berührt von einem Rollstuhlfahrer wegdreht, sondern jemand, der sich ihm humorvoll und ganz nach seinem Geschmack zuwendet.

Humor als Überlebensstrategie

Auf Intensivstationen ist der schwarze Humor oft präsent. Wenn Außenstehende manchmal entsprechende Bemerkungen oder Formulierungen aufschnappen, wundern sie sich vielleicht über eine vermeintliche Derbheit oder Grobheit der Pflegekräfte. Aber in Wahrheit hilft der Humor den Menschen, die in Krisensituationen arbeiten, agil und arbeitsfähig zu bleiben. Schwarzhumorige Bemerkungen sollten allerdings nur geäußert werden, wenn sichergestellt ist, dass die betreffende Person sie nicht hören kann. Also Türe zu, schwarzer Humor, Türe auf, alles wieder gut. Gut eingespielte Teams haben auch oft „ihren Spruch" am Laufen. Es scheint, als ob sie ihre professionelle Zusammenarbeit damit ölen würden, damit dann, wenn es auf jede Sekunde und jeden Handgriff ankommt, alle helfenden Maßnahmen perfekt ineinandergreifen. Auf Neudeutsch würde ich sagen, dass schwarzer Humor auf der Intensivstation oder im OP ein cooles Indoor-Survival-Tool ist!

Schwarzer Humor beschäftigt sich oft mit schwierigen, persönlichen Situationen, die man manchmal mit einem gewissen Augenzwinkern versieht, um sie abzumildern. Ein Beispiel zum immer wiederkehrenden Thema Sturzgefahr im Pflegeheim: „Warum stürzen so viele Bewohner*innen in der Nacht?" „Schwerkraft und Müdigkeit sind einfach ein unschlagbares Team."

Man versucht, mit schwierigen Umständen zu leben, indem man sie durch das Humorventil schickt, um Entlastung und Akzeptanz der Gegebenheiten zu erlangen. Der emotionale Druck kann sich durch diesen befreienden Effekt in einem erlösenden Lachen oder Schmunzeln verflüchtigen.

> Die Dame mit demenzieller Erkrankung hat zwischendurch schwarzhumorige Phasen der Selbsterkenntnis: „Wissen Sie, das Gute an meiner Erkrankung ist, ich lerne jeden Tag neue Menschen kennen."

Die Verwendung von schwarzem Humor ist natürlich oft eine Frage des Umfelds. Im Pflegeheim mit den langjährigen Kolleg*innen ist er wohl öfters passender als abends zu Hause mit den kleinen Kindern auf dem Sofa. Der gute Geschmack ist deutlich an die Umgebung und die Umstände gebunden.

Positiv ist, dass Tabuthemen, über die nicht oft gesprochen wird, durch schwarzen Humor ans Tageslicht gebracht werden, seien es nun amputierte Beine, Gedächtnisverlust oder Tod. Man kann nun darüber sprechen, worüber man vorher nur geschwiegen hat. Und man spürt, dass man noch Kraft hat und lebendig ist.

Der letzte Friseurtermin: Ein galgenhumoriger Abschied

Werner Gruber, Sozialwissenschaftler und Humorbotschafter, erzählte mir einst folgende Begebenheit:

> Ein Mann kommt auf die Hospizstation, seine Tage sind gezählt. Seine langen Haare sind wirr, ungepflegt und hängen ihm ins Gesicht. Am darauffolgenden Tag kommt der Pfleger zu ihm ins Zimmer. Die Haare des Mannes sind nun gewaschen, duften angenehm und sind ordentlich frisiert. Der Pfleger spricht ihn darauf an, was denn passiert sei. Der Mann antwortet: „Meine Frau war da. Sie will a schöne Leich."*

Mit Galgenhumor drückt der Mann aus, dass er sich mit seiner Lebenssituation abgefunden hat. Er ist nun nicht mehr in der leidenden, erduldenden Haltung, sondern hat sich ein Stück seiner Würde zurückgeholt. *Meine Frau war da. Sie will a schöne Leich.* Mit dieser Formulierung erlangt er einen Augenblick lang Kontrolle und eine Akzeptanz des Unvermeidlichen.

---

* Dialekt: „Sie will eine schöne Leiche."

Humor in der Pflege – ein Booster für Kommunikation und Wohlbefinden

Als Patient*in im Spital habe ich ein gesundheitliches Problem. Sonst wäre ich nicht dorthin gekommen. Meine Krankheit soll behandelt und die Schmerzen bitte gelindert werden. Das Spital ist nun ein komplexes System von ineinandergreifenden Untersuchungs- und Behandlungsroutinen. Diese werden von vielerlei speziell ausgebildetem Personal ausgeführt, alles zum Wohle der Patient*innen. Und nun die Überraschung: Alle Beteiligten sind Menschen!

Es ist wichtig, zu verstehen, dass sich alle Patient*innen, die in dieses System hineinkommen, in einer besonderen Lebenssituation befinden. Krankheit bedroht nicht nur die physische Gesundheit, sondern auch das psychische Wohlbefinden. Sorgen, Angst, seelische Anspannung und ein Gefühl der Unsicherheit sind oft unangenehme Begleiterscheinungen.

Dabei wollen wir alle doch einfach nur, dass es uns gut geht, dass nichts wehtut, alle lieb zueinander sind und dies am besten in einer vertrauten Umgebung. Keine Gefahr weit und breit. Eine erfolgreiche Behandlung, die die Heilung oder zumindest Schmerzfreiheit zum Ziel hat, verbessert den physischen Zustand der Patient*innen. Sie erleben, dass die Therapie wirkt. Erleichterung tritt ein, die Sorgen werden kleiner.

Humorvoller Umgang mit Patient*innen

Doch wie kann zusätzlich positiv auf die psychische Befindlichkeit der Patient*innen eingewirkt werden? Hier spielt das Pflegepersonal eine entscheidende Rolle. Es gibt eine einfache goldene Regel: Der freundliche, spielerische Beziehungsaufbau erfolgt vor oder zumindest gleichzeitig mit Informationsgespräch oder Pflegehandlung.

Ein freundlicher, aufmerksamer Wortwechsel fördert das gegenseitige Wohlbefinden. Gemeinsam spontan zu schmunzeln oder zu lachen, nährt das wunderbare Gefühl, dass jemand da ist, der meine Situation versteht, der mich *sieht*. Wir fühlen uns sicher und gut aufgehoben. Hier ist die Anwendung des „sanften Humors" sicherlich ratsam.

Eine kecke Antwort

Ein Rettungsfahrer erzählt die Geschichte einer älteren, bettlägerigen, sehr beleibten Frau, die er in die Spitalsambulanz bringen soll. Sie lebt im vierten Stock ohne Lift. Als er ihre Wohnung betritt, begrüßt sie ihn mit der sorgenvollen Frage: „Sie lassen mich hoffentlich nicht von der Trage fallen?"

Er mustert sie kurz und sagt dann: „Liebe Frau Hecher, jede zehnte Person fällt herunter und leider haben wir heute schon neun Personen transportiert."

Eine etwas riskante Antwort, die er ihr aber offensichtlich so souverän und keck gegeben hat, dass beide nun lachen und sie besonders bemüht mithilft, als sie auf die Trage gebettet wird. Die Dame hat nun genug Vertrauen, dass alles gut gehen wird, ihre Angst wurde durch das Lachen gemildert.

Oft hören wir, dass es viel Zeit benötigt, jemanden gut kennenzulernen, um ausloten zu können, welche Art von Humor zu jemandem passt. Mit fremden Menschen macht man keine witzigen oder humorvollen Bemerkungen, man kann ja nie wissen, ob sie auch gut ankommen. Es soll sich schließlich niemand vor den Kopf gestoßen oder beleidigt fühlen. Doch das Beispiel des Rettungsfahrers zeigt, dass es auch anders gehen kann.

Mit Menschenkenntnis und Intuition

Pflegekräfte mit einigen Jahren an Erfahrung entwickeln meist ein sehr gutes Gespür für die vielen Patient*innen, die täglich kommen und gehen. Sie fühlen genau, wo und wie sie ansetzen können und nehmen dann und wann gerne etwas Risiko auf sich, in der berechtigten Hoffnung, dass die humorvolle Bemerkung „sitzt" und die Situation mit einem gemeinsamen Schmunzeln bereichert.

Auch wir Clowns haben oft nur wenige Sekunden, um die Stimmung zu erfassen, wenn wir in ein Krankenzimmer kommen: Wie ist die Atmosphäre im Raum? Welche Emotionen sind da? Womit sind die Menschen, die wir gerade besuchen, beschäftigt? Was könnte ein passender Einstieg sein?

In den nächsten, sehr unterschiedlichen Beispielen wird sichtbar, wie sehr man sich humorvoll auf sein Gegenüber einstellen kann, obwohl das Thema ein sehr ernstes ist. Die Sehnsucht nach dem Sterben und gleichzeitig die Angst davor sind bei vielen älteren Menschen präsent, besonders, wenn sie sich krank und schwach fühlen und der Lebenswille schwindet. Eine passende Humorintervention schafft es jedoch oft, die Situation zu entschärfen oder sogar zu drehen und den Menschen zumindest kurzfristig eine neue Perspektive zu vermitteln. Sie zeigt ihnen, dass es Sinn macht, noch ein bisschen hier zu verweilen. Wer weiß, was das Leben noch an Interessantem für sie bereithält?

Humor am Lebensende

Herr Hochlehner fühlt sich niedergeschlagen und begrüßt seine langjährige Hauskrankenpflegerin mit den Worten: „Ich mag nimmer! Hast du nicht a Spritzerl oder a Tabletterl für mich, damit wir dem Ganzen ein Ende bereiten können, kurz und schmerzlos?" Nach einer Schrecksekunde antwortet sie in tröstendem Tonfall, aber mit klaren Worten: „Na, du wirst a net überbleiben!"* Er stutzt.

* Dialekt: „Du wirst auch nicht übrigbleiben!"

Der Gedanke ist nicht wirklich aufmunternd: „Du kommst sicher auch noch dran!" Beide sehen sich an, schütteln den Kopf und beginnen zu lachen. Na Gott sei Dank, da freuen wir uns aber!

Gerade in existenziellen Grenzsituationen ist viel Fingerspitzengefühl gefragt. Die Bitte nach der letzten Spritze ist natürlich nicht ganz ernst gemeint, hat aber dennoch einen wahren Kern und ist Ausdruck einer Lebensverdrossenheit. Die Antwort der Hauskrankenpflegerin ist ebenfalls teils ernst und teils humorvoll gemeint. Der Tonfall von „Du wirst a net überbleiben!" ist einerseits tröstend, gleichzeitig sagt sie inhaltlich: „Du wirst sicher auch sterben. Das ist unausweichlich." Und so, wie er ihr sein Ansinnen zugemutet hat, mutet sie ihm nun die tiefe menschliche Wahrheit zu, dass auch bei ihm kein Weg am Sterben vorbeiführen wird. Zusätzlich wäre der Gedanke, der letzte Überlebende auf Erden zu sein, wohl für jeden Menschen eine schreckliche Vorstellung. Somit enthält der Hinweis, dass er genauso sterblich ist wie alle seine Mitmenschen, auch etwas Tröstliches, Verbindendes. Hier zeigt sich philosophisches Einfühlungsvermögen, verdichtet in einem knappen, schwarzhumorigen Dialog. Eine kleine Kostprobe aus der umfangreichen mentalen Toolbox einer erfahrenen Hauskrankenpflegerin.

Heute sterben? Bitte nicht!

Es ist Feiertag im Pflegeheim. Das Personal ist knapp, aber wenn nichts Außergewöhnliches passiert, ist die Arbeit gerade gut zu schaffen.

Frau Holm hat einen ihrer schlechten Tage. Die Pflegerin erzählt: Sie ist schon lange bei uns im Haus und ich kenne ihre Gemütsschwankungen mittlerweile recht gut. Ich höre sie mit schwacher Stimme aus dem Zimmer rufen: „Schwester, Schwester!" Als ich in ihr Zimmer komme, sagt sie leise, aber bestimmt: „Aus, aus, ich mag nicht mehr. Ich fühle mich so schwach. Ich glaube, ich glaube, ich werde heute sterben."

Ich trete nun zu ihr ans Bett, schaue sie entsetzt an und sage: „Sicher nicht! Tun Sie mir das nicht an, Frau Holm! Heute ist Feiertag. Wissen Sie, wie lange die Distriktsärztin braucht, um zur Leichenschau zu kommen? Wir sind heute so knapp besetzt und ich müsste Sie allein in die Kapelle verfrachten. Bitte nicht. Wenn Sie sterben wollen, dann bitte ab nächstem Montag. Dann sind wir wieder ausreichend besetzt."

Sie schaut mich daraufhin nachdenklich an und antwortet nach einer Weile: „Na gut, Sie werden wohl recht haben." Ich öffne das Fenster einen Spalt und setze mich zu ihr ans Bett. Wir reden noch eine Weile miteinander. Sie wird dann müde und schläft ein, aber Gott sei Dank nicht ganz.

Eine Episode aus dem Buch „When Guillaume Smiles" zeigt, wie humorvolle Interventionen wirken können:

Unsere ungarischen Kolleg*innen sind auf Clown-Visite in einem Pflegeheim. Sie klopfen an das Zimmer von Herrn Heger, den sie regelmäßig besuchen. Die Antwort erfolgt umgehend. „Wer ist da?" „Die Clowns!" „Nein, jetzt nicht, ich habe keine Zeit!" „Sind Sie beschäftigt, Herr Heger? Was tun Sie denn gerade?" „Ich liege im Sterben." „Oh, vielleicht können wir später wiederkommen, wenn Sie damit fertig sind?" Ein Lachen dringt aus dem Zimmer. „Von mir aus, ja, kommen Sie dann in einer halben Stunde wieder, dann habe ich Zeit für Sie." (Edwards et al., 2021)

Die Antwort der Clowns: *„Oh, vielleicht können wir später wiederkommen, wenn Sie damit fertig sind?"* war eigentlich eine paradoxe Intervention. Ein Begriff aus der Psychologie, der beschreibt, wie man in einer Situation, in der man das Gefühl hat, mit einer „normalen" Antwort nichts mehr erreichen zu können, durch eine ungewöhnliche oder absurde Bemerkung festgefahrene Sichtweisen erschüttert und neue Möglichkeiten zu schaffen versucht. Man ringt innerlich nach

Luft und sagt etwas Ungewöhnliches, Unlogisches oder Absurdes. Häufig bringt es den Menschen gegenüber aus der Bahn und schafft eine veränderte Situation mit neuen Möglichkeiten.

Ein köstliches Beispiel dafür hat einmal eine Kursteilnehmerin erzählt, die Leiterin eines Wohnheimes für junge Mütter ist.

Der Besen in der Parkgarage

Anna, 17 und junge Mutter, ist ausgesprochen unordentlich. Ihr WG-Zimmer ist sehr unaufgeräumt, Kleidung und Babysachen liegen achtlos verstreut auf dem Boden. Ich bitte Anna zu mir ins Büro und versuche, ihr ruhig und sachlich zu erklären, dass das hier bei uns so nicht geht. „Wir haben eine Hausordnung und es macht Sinn, wenn wir eine gut aufgeräumte Wohnatmosphäre haben. Also bitte, Anna, räum dein Zimmer auf." Anna hört sich meine Worte schweigend an, macht dann kehrt, verlässt zornig das Büro und knallt die Türe zu. Nach fünf Minuten kommt sie mit hochrotem Gesicht wieder herein und schreit mich an: „Wie soll ich da saubermachen, wenn hier nicht mal irgendwo ein Besen ist?" Ich ringe nach Worten und dann sprudelt es aus mir heraus: „Der Besen, der Besen, der muss noch unten in der Parkgarage sein. Ich bin ja heute in der Früh damit hergeflogen." Sie hält inne, starrt mich kurz an und verschwindet wortlos aus dem Büro. Ich schwöre, eine halbe Stunde später war ihr Zimmer tip-top aufgeräumt.

Eine Pflegerin erzählt eine Begebenheit, in der Mitgefühl und ein guter Schuss Humor eine wesentliche Rolle spielen:

Guten Appetit!

Eine Hochschwangere hat großen Hunger, darf aber vor der Geburt nichts mehr essen. Die Pflegerin kommt mit einem Beutel Flüssignahrung ins Zimmer und sagt zur hungrigen Dame im Bett: „Frau Lenko, was ist denn Ihre Lieblingsspeise?" „Schnitzel mit Pommes", antwortet die Hochschwangere. Die Pflegerin dreht nun den Beutel um und schreibt mit einem Stift darauf: „Schnitzel mit Pommes". Daraufhin hängt sie den Beutel mit der Flüssignahrung an und verlässt das Zimmer. Am Tag darauf winkt Frau Lenko sie zu sich und sagt zu ihr: „Das hat gestern sooo gut geschmeckt! Danke nochmals!"

Diese kleine, etwas unorthodoxe Geste des Mitgefühls hat die Patientin offensichtlich sehr gefreut. Auch wir Clowns machen häufig die Erfahrung, dass wir auf diese Weise sehr wirksame Impulse setzen können. Wir bringen mit charmanten Gesten Erleichterung und stärken so das psychische Wohlbefinden der kleinen und großen Patient*innen.

Ein Vorhang hebt sich

Auch in diesem Zusammenhang ist das Phänomen wahrzunehmen, dass nach einem gelungenen Clown-Besuch, bei dem viel gelacht wurde, Menschen mehr miteinander kommunizieren als vorher. Sie sind ausgelassener und offener, als ob ein Vorhang gehoben worden wäre. Gespräche untereinander, auch mit völlig Unbekannten, kommen nun leichter in Gang.

Die Liegende Acht ∞

Es gibt eine Reihe von Lehrer*innen, die uns Clowns wichtige Haltungen, Techniken und Fertigkeiten beibringen. Einer, der mich persönlich besonders beeindruckt hat, ist Ami Hattab. Er hat ein Modell der Kommunikation mit dem Publikum vorgestellt, das für einige von uns Clowns sehr hilfreich ist: das Modell der „Liegenden Acht".

Dieses Modell, so wie ich es verstehe, beschreibt einen faszinierenden Vorgang: Ich betrete einen Raum, grüße und nehme mit ein paar Worten Kontakt zu meinem Gegenüber auf. Nun warte ich auf die Reaktion. Ich warte ruhig, aufmerksam und entspannt. Ich bin weder ungeduldig noch teilnahmslos. Nun kommt die Antwort des Gegenübers. Diese besteht in der Regel aus Worten, aber ich nehme auch viele andere Informationen auf, wie etwa Körperhaltung oder Körperspannung. Das Bild der „Liegenden Acht" beschreibt den wiederkehrenden Prozess, bei dem ich etwas ausdrücke, meine Botschaft bei der anderen Person ankommt und von dort wieder eine Reaktion zu mir zurückfließt. Betrachtet man diesen Austausch von der Seite, so entsteht die imaginäre Form einer „Liegenden Acht."

Ich versuche, diese Qualität, diese persönliche Färbung in der Antwort meines Gegenübers, bewusst wahrzunehmen und darauf zu achten, was sie in mir auslöst. Diese Qualität lasse ich nun in meine Antwort einfließen. Wenn mein Gegenüber in betont aufrechter **Körperhaltung** zu mir gesprochen hat, so werde ich nun auch versuchen, ihm in ähnlicher Haltung zu antworten. War sein Tonus eher entspannt, so werde ich mich auch nicht besonders aufrichten, während ich zu ihm spreche.

Es geht nicht darum, sein Gegenüber genau zu spiegeln, sondern darum, einen Hauch dieses persönlichen Stils aufzunehmen, wahrzunehmen, was dieser in mir auslöst, und es in meine nächste Antwort einfließen zu lassen. Dasselbe gilt auch für **Sprachtempo, Lautstärke oder Gestik**. Spricht eine ältere Dame im Flüsterton zu mir, werde ich ihr meine Antwort daraufhin nicht laut entgegenschmettern. Redet ein aufgeregter Vater stark gestikulierend auf mich ein, so wird meine Antwort auch von agilen Handbewegungen unterstützt sein.

Vertrautheit in kurzer Zeit

Es wird dadurch eine Art von Übereinstimmung angeregt. Man schwingt sich aufeinander ein. Der Austausch vertieft sich und wird intensiver. In der Regel stimmen wir uns ohnedies gewohnheitsmäßig auf unser Gegenüber ein. Meine Erfahrung ist allerdings, dass sich die Wirkung stärker entfaltet, wenn man sich der Liegenden Acht bewusst ist.

Wenn diese Abfolge der Liegenden Acht – ich achte genau auf die Qualität der Antwort, nehme sie auf und lasse sie etwas in meine nächste Aktion einfließen – mehrmals hintereinander geschieht, so entsteht bei den Beteiligten bald ein Gefühl der Vertrautheit und des Verstandenwerdens. Man hört dann Sätze wie: „Ich habe das Gefühl, wir kennen uns schon lange, obwohl wir uns gerade erst vor fünf Minuten kennengelernt haben."

Ein treffendes Beispiel hat mir ein guter Freund, er ist Kardiologe, erzählt. Es betrifft in diesem Fall die Qualität des **Dialektes.**

Ein Landwirt aus der Oststeiermark wurde mit Verdacht auf Herzinfarkt ins Spital eingeliefert und der Primar, ein Deutscher und Koryphäe in seinem Fach, trat vor sein Bett hin und sprach: „Nun sangse mal Herr Polzhofer, was ist denn jeschehen, dass sie hier bei uns jelandet sind?" Herr Polzhofer sagte erstmal nichts. Ob er überhaupt verstand, was der Primar sprach, war unklar. Dieser versuchte es noch weitere Male, aber ein langgezogenes: „Haaa?" in einer ausgeprägten Dialektfärbung war die einzige Antwort.

Mein Freund fragte nun den Primar, ob er versuchen sollte, mit dem Landwirt zu sprechen. Nach einem Nicken stellte sich mein Freund zu Herrn Polzhofer ans Bett und begann:

„Du Fraunz, ha, wos hostn du fia Viecher in Stoll drein?"
„Jo, a poa Kia und a drei Putscherln haun i a no."
„Hiaz sog, Fraunz, wos hot d'ann weh tau heit ind Friah?"
„Jo, a sou an Stiiich hots ma gebn, an richtigen Brenna, do drein." Er zeigte mit der Hand genau an die Stelle.
„Und stichts hiaz a nou?"
„Na, owa ziagn tuats auständig und ban Luft huln iss a so schwaaa. Do druckts a sou."*

---

* Dialekt: „Du Franz, was hast denn du für Tiere in deinem Stall?"
„Ein paar Kühe und drei Ferkel habe ich auch noch."
„Jetzt sag, Franz, was hat dir denn heute Früh weh getan?"
„Es hat hier richtig gestochen und gebrannt." Er zeigte mit der Hand genau an die Stelle.
„Und sticht es jetzt auch noch?"
„Nein, aber es zieht ständig und das Luftholen fällt mir schwer. Das drückt immer so."

Indem mein Freund das „Haaa?" des Patienten gehört und dessen Dialektsprechweise in die Kommunikation aufgenommen hat, kam das Prinzip der Liegenden Acht so richtig in Fahrt. Nach wenigen Fragen und Antworten waren alle erforderlichen Informationen der Anamnese geklärt, sogleich konnten weitere Untersuchungen und die notwendige Behandlung eingeleitet werden.

Während der Corona-Pandemie konnten wir viele Monate lang keine direkten Besuche in den Krankenhäusern machen. So hielten wir unsere Clown-Visiten bei den Kindern und Jugendlichen virtuell ab. Die Clowns richteten sich zu Hause eine kleine Clown-Ecke ein und nahmen via Kamera und Laptop mit den Kindern im Spital Kontakt auf, wo ein/e Kindergartenpädagog*in mit dem Tablet von Kind zu Kind ging. Trotz technischer Herausforderungen und Hindernisse gelang es uns, immer wieder guten Kontakt zu unserem Publikum herzustellen, das sich sehr über den virtuellen Clown-Besuch freute.

Wir haben während der Corona-Pandemie vieles ausprobiert, um zu verstehen, wie sich guter Kontakt herstellen lässt. Auch hier half uns die Liegende Acht: Wenn der Clown versuchte, mit dem Kind den gleichen Atemrhythmus zu finden, stellte sich oft schnell eine gute Verbindung ein. Verblüffend einfach und sehr wirksam.

Frau Lotti und das Wartenkönnen

Ein unvergessliches Erlebnis war eine Clown-Visite mit meiner Kollegin Frau Lotti in einer geriatrischen Abteilung in Graz. Die Qualität, auf die es diesmal ankam, war das **Zeitgefühl**, das langsame Tempo.

Schon beim Übergabegespräch sagte die Stationsleiterin: „Na, die drei Damen, die braucht ihr nicht zu besuchen, die schweigen schon seit vielen Tagen und dösen nur vor sich hin." Frau Lotti ließ aber nicht locker: „Dürfen wir es zumindest vorsichtig versuchen, mit einem Lied vielleicht?" Die Pflegeperson stimmte zu und so gingen wir ins

Krankenzimmer der drei Damen. Man muss dazu sagen, dass dieses Krankenhaus ein schöner Altbau ist. Mit Doppelfenstern, weißen Gardinen und weißer Bettwäsche. Alle drei Damen schlummerten ruhig. Und irgendwie hatte ich den Eindruck, dass hier in diesem Zimmer der Weg in den Himmel nicht mehr ganz so weit war wie anderswo.

Frau Lotti begann nun vorsichtig: „Frau Hofmeister, die Clowns sind da, wissen Sie noch, vom letzten Mal? Ich bin's, die Frau Lotti." Sie wartete ruhig. Und ich mit ihr. Ich begann nach einer Weile stumm zu zählen: 21, 22 ... Etwa bei 37 rührte sich etwas im Bett von Frau Hofmeister. „Ah, die Clowns", erklang ihre zarte Stimme. Im selben Tonfall antwortete nun Frau Lotti: „Ja, die Clowns. Wir möchten Ihnen gerne ein Lied vorsingen. Gustl", sie wandte sich mir zu, „wir singen jetzt unser Lied!" Sie begann, zu singen, ohne den ersten Akkord meiner kleinen Clown-Gitarre abzuwarten. „Lustig ist das Zigeunerleeeben, faaaaria ..." Fis-Dur, na ja, das schaffe ich dann auch noch.

Sie stockte. „Gustl, hast du den Text? Du kennst doch sonst immer alle Lieder." Nachdem ich auch nicht weiterwusste, begann sie wieder von vorne und stoppte dann nochmals an derselben Stelle. Immer wieder machte sie Pausen und Stille füllte den Raum erneut. „Einmal geht's noch! Lustig ist das Zigeunerleben faria ..."

Plötzlich übernahm Frau Hofmeister volley. Aus ihrer Richtung kam nun die Fortsetzung: „Brauchst dem Kaiser kan Zins zu geben, faria". Ihre dritten Zähne lagen am Nachtkästchen, deshalb klang das Wort „Zins" scharf und eigentümlich. Sie war nun nicht mehr zu stoppen: „Lustig ist es im grünen Wald, wo des Zigeuners Aufenthalt. Faria faria faria faria faaaaria."

Nun kamen auch die beiden anderen Damen in Schwung. Arme und Hände lugten plötzlich unter den Decken hervor und an der Tür erschien die Stationsleiterin. Sie schaute ungläubig in die Runde. Wir sangen noch zwei Lieder, bis das Damentrio wieder langsam und unaufhaltsam in die Stille und Bewegungslosigkeit hinüberglitt.

Der Grund, warum diese unglaubliche Szene geschehen konnte, war aus meiner Sicht das Wartenkönnen meiner Kollegin auf die Antwort von Frau Hofmeister. Das Dranbleiben und Ernstnehmen. Frau Lotti hatte sich auf die Zeitempfindung von Frau Hofmeister eingelassen. Dadurch kam die Liegende Acht in die Gänge. Gerne denke ich immer wieder an diesen Clown-Besuch zurück, besonders an den Klang des Wortes „Zins".

Nach der Beschreibung der Liegenden Acht möchte ich Sie einladen, mit mir den Blick nun auf den **Ablauf humorvollen Geschehens** zu lenken. Wer dessen Phasen klar vor Augen hat, kann eine komische Situation bewusster gestalten.

Der Ablauf humorvollen Geschehens – eins nach dem anderen

Spüren, wie es mir geht.

Zuallererst ist es wichtig, zu spüren, wie es mir im Augenblick geht. Wie fühle ich mich? Bin ich entspannt, unter Druck, belastet mich etwas, bin ich freudig, ausgeschlafen oder deprimiert? Man sollte nicht außer Acht lassen, dass der eigene Gemütszustand von anderen mehr oder weniger deutlich wahrgenommen wird. Ich mute mich meiner Umgebung so zu, wie ich bin. Fest und klar im Auftreten oder vorsichtig, unscheinbar, fokussiert oder zerstreut. Als Clown würde ich sagen, mein emotionaler Zustand ist mein Spielangebot für die Menschen um mich herum.

Wie geht es den anderen, welche Atmosphäre herrscht im Raum?

Im weiteren Schritt ist es wichtig, wahrzunehmen, was außerhalb von mir vorgeht. Welche Personen sind im Raum? Wie geht es ihnen? Was machen sie für einen Eindruck auf mich? Sind sie agil, apathisch, sprechen sie, sind sie reglos, deprimiert, gelangweilt oder überfordert? In welchem Raum findet dies statt? Ist er steril oder bunt eingerichtet?

Gibt es Fenster? Wohin zeigen sie? Ist die Luft stickig oder frisch? Wie ist die gefühlte Atmosphäre im Raum? Und zu guter Letzt: Welche Themen stehen an?

Wir Clowns stehen immer wieder vor derselben Herausforderung: Am Pflegestützpunkt erhalten wir Informationen über die psychische Befindlichkeit der Patient*innen. „Dem Mädchen geht es gut, aber die Oma ist die ganze Zeit über da und sie nervt uns und ihre Enkelin. Der Junge ist traurig, er wollte am Wochenende nach Hause gehen, aber seine Blutwerte sind zu schlecht. Dieses Mädchen wurde am Vormittag operiert und ist erst vor Kurzem aufgewacht. Ihr könnt ins Zimmer hineingehen, aber bitte sehr leise und vorsichtig."

Wir sind nun informiert, klopfen an die entsprechende Tür und stehen einige Augenblicke später mitten im Krankenzimmer. Nun haben wir, wie schon erwähnt, wenige Atemzüge Zeit, um möglichst alles Wichtige aufzunehmen, was in diesem Raum gerade los ist. Welche Stimmung herrscht, ob die Patient*innen miteinander sprechen, konzentriert sind oder müde und einfach nur schlafen wollen. Was fällt uns ins Auge, was animiert uns, in Aktion zu treten? Wir müssen Entscheidungen fällen, worauf wir reagieren und wie wir ins Geschehen einsteigen möchten.

In Aktion treten, ausdrücken, was zu tun oder zu sagen ist.

Nun geht es darum, mutig, pointiert und nach Möglichkeit respektvoll auszudrücken, was ich sagen möchte. Gut ist es, dabei auf die inneren Impulse zu achten und zu spüren, was sich da äußern möchte. Mit einem Wort, einem Satz, einer Bewegung, einer Aktion, einem Blick oder einer unaufgesetzten Geste.

„Glockiiiii" made my day!

Als ich bei einem Humorworkshop über dieses Thema sprach, erzählte eine Teilnehmerin spontan folgende Geschichte: „Ich wohne am Land und letztes Jahr bei der heiligen Messe war der Pfarrer gerade damit beschäftigt, die Hostien vorzubereiten. Zur Wandlung ließ ein Ministrant den Glockenkranz ertönen und in diesem Augenblick rief eine erfreute Kinderstimme für alle hörbar in den Kirchenraum: „Glockiiiii!" Alles war still, nur der Ruf des kleinen Mädchens hallte lange nach. Die Menschen schmunzelten. Eine fröhliche Stimmung lag in der Luft. Dieses zauberhafte Gefühl hat mich den ganzen Sonntag lang begleitet."

Mich hat diese Erzählung sehr berührt. Ein kleines Kind hört ein schönes Geräusch und macht seiner Freude unmittelbar Luft. Ganz egal, ob dies nun erlaubt oder verboten ist. Es freut sich, ungefiltert von Benimmregeln, in seiner kindlichen Art und lässt alle Anwesenden an dieser Freude teilhaben. Diese Art von Durchlässigkeit und Reaktionsfreude kann uns ein Vorbild sein. Oft verschließen wir uns, halten uns zurück, aus Angst, unpassend zu wirken. Man will möglichst nirgends anecken, bloß nicht auffallen. Wie erfrischend ist doch die gegensätzliche, im besten Sinne naive Art des Kindes.

Folge deinen Impulsen

Wir Erwachsene haben unzählige Möglichkeiten, Humor ins Geschehen einfließen zu lassen, die ganz von uns und unserem Charakter, unserer Persönlichkeit und unserem augenblicklichen Befinden abhängen. Es ist maßgeblich, dass es unsere persönlichen Impulse sind, denen wir folgen. Dies sichert die authentische Wirkung unserer Äußerungen. Etwas künstlich Aufgesetztes wird nicht gut ankommen. Glauben Sie mir, ich bin Clown, ich weiß, wovon ich spreche. Wesentlich ist, dem spielerischen Element Platz zu geben, sodass eine Facette Ihrer Persönlichkeit, etwa Leichtigkeit oder Lebensfreude, spürbar wird, letztendlich Sie selbst als Person. Es kann auch eine mürrische oder gelangweilte Facette sein. Wesentlich ist, dass sie übertrieben ausgedrückt wird und spürbar wird, dass Sie Spaß daran haben. Dadurch zeigt man, dass man über sich selbst lachen kann, und die Menschen um einen herum lachen gerne mit.

Stellen wir uns die alltägliche Situation vor, dass Sie versuchen, nach einer Pflegehandlung Ihre Gummihandschuhe abzustreifen. Dieses sperrige Zeug lässt sich nicht so leicht entfernen. Versuchen Sie das nun auf übertriebene oder auf müde Weise, gereizt, angeekelt oder hingebungsvoll zu tun. Wie auch immer Sie es tun, wenn Sie innerlich Spaß daran haben, unterhalten Sie damit die ganze Belegschaft.

Solche Abläufe geschehen oft spontan. Wer jedoch seine Humorqualitäten schärfen und diesen Bereich weiterentwickeln möchte, sollte genau beobachten, was und wie alles um einen herum geschieht, um dann bewusst mutig das eine oder andere Neue auszuprobieren. Letztendlich bringt eine jahrelange Berufserfahrung auch mehr Sicherheit, wann, wo und in welcher Dosis Humor passend ist.

Routine mit einer Prise Spaß

Sie überziehen mit Ihrem Kollegen ein Bett. Sie freuen sich, mit ihm gemeinsam Dienst zu haben. Summen Sie Ihr Lieblingslied dazu.

Das allergische Piepserl

Allergietest im Untersuchungszimmer. Eine Mutter kommt mit der schüchternen Anna ins Behandlungszimmer. Anna hat eine größere Kuscheltiermaus, Piepserl, bei sich. Die Ärztin begrüßt erst Anna, dann die Mutter und schließlich die Maus. Sie fragt nach Piepserls Namen und nachdem das Mädchen ihn ihr gesagt hat, fragt sie die Maus, ob sie den Allergietest nun bei ihr machen könne. Alles, was in Kürze bei Anna gemacht wird, erfolgt erst einmal als „Probelauf" mit Piepserl. Die Ärztin sagt, dass es nun ein bisschen kitzeln würde, und antwortet selbst als Maus mit hoher Stimme: „Hui, das kitzelt, aber es ist okay. Kannst du mich nochmal kitzeln, bitte?" So entwickelt sich ein Dialog zwischen Anna, der Mutter und der Ärztin, wobei die Maus immer wieder lustige Bemerkungen macht. Die Prozedur beim Mädchen erfolgt sozusagen nebenbei während des fröhlichen Plauderns.

Worte, die noch nicht sprechen können

Die richtigen Worte finden für das, was gerade da ist. Sogar dann, wenn es diese Worte noch gar nicht gibt. Ein Auftrag, kreativ zu sein.

Ich erinnere mich noch gut an eine Begebenheit mit einer meiner Töchter. Sie war etwa zweieinhalb Jahre alt und wir Erwachsenen saßen mit ihr am Tisch. Alle drei hatten wir Papier vor uns liegen und machten uns Notizen. Nach einer Weile blickten wir Großen uns an und schielten zum Heftchen der kleinen Tochter, die uns eifrig imitierte und ebenfalls angeregt „in ihr Heft schrieb". Ich sagte dann nach einer Weile zu ihr: „Das ist ja wunderbar, dass du auch schreibst. Kannst du bitte einmal vorlesen, was du da geschrieben hast?" Sie blickte länger nachdenklich auf ihren Text und sagte dann leise und selbstbewusst: „Weißt du, ich kann schon schreiben, aber meine Worte können noch nicht sprechen." Wie trefflich sie doch diese Situation aus ihrer Sicht beschrieben hat: Sie hat die passenden Worte gefunden.

Olé, Herr Vega!

Die folgende Geschichte hat mir eine Pflegekraft geschildert:

Häufig ist nicht viel Zeit, sich um einen Patienten zu kümmern. So kommt die Pflegekraft mit einem Blutbeutel in der Hand in das Zimmer eines älteren Herren, der schwergewichtig und merklich schon recht am Ende seines Lebens reglos im Bett liegt. Sie sieht seinen dunklen Teint, seinen Namen und seinen Bart und bevor sie ihm den Blutbeutel anhängt, sagt sie zu ihm: „Schauen Sie, Herr Vega, Blut eines Spaniers!" Sie sagt ihm das, vielleicht, um ihn etwas aufzumuntern, und auch, um ihm mitzuteilen, dass sie wahrnimmt, dass er früher wohl einmal ein energiegeladener Mann gewesen sein dürfte. Nach einer längeren Pause setzt sich Herr Vega unerwartet schnell auf und posaunt leidenschaftlich dieses eine Wort hinaus: „Olé!"

Botschaft angekommen. Durch diesen kurzen Satz der Pflegerin fühlte Herr Vega sich wohl so sehr verstanden, dass er sich aufgerappelt hat, um seine spanische Leidenschaftlichkeit noch einmal kurz aufleben zu lassen. *„Olé!"*

Mich interessiert an dieser schönen Anekdote besonders der Moment, *bevor* ihr dieser Satz einfällt: *„Schauen Sie, Blut eines Spaniers!"* Was geschieht in ihr, dass sie letztendlich diese Worte findet und ausspricht? Vielleicht hat sein Anblick ihr Herz gerührt und sie wollte ihm etwas Tröstliches oder Aufmunterndes sagen. Die Botschaft übermitteln: Ich sehe Sie. Und diese Botschaft hat ihn offensichtlich sehr gut erreicht. *„Olé!"*

Wir Clowns erleben immer wieder, dass solche oft kurzen Momente eine lange Wirkung nach sich ziehen. Eltern, die wir Jahre nach dem Spitalsaufenthalt ihrer Kinder treffen, erzählen uns, dass unter den Begegnungen mit den Clowns besonders kostbare und unvergessliche Augenblicke waren, die ihnen und ihren Kindern viel Kraft gegeben haben. Die Zutaten solcher Momente sind Einfühlungsvermögen, Spontaneität, Originalität und Authentizität. Und so hat der eine Satz der Pflegekraft *„Schauen Sie, Blut eines Spaniers!"* sicherlich auch seine besondere und nachhaltige Wirkung erzielt.

Ein kreativer Abschiedsgruß

Aussprechen, was im Augenblick präsent ist – das kann auch beispielsweise aufgrund der Kränkung einer Pflegekraft sein, die von einer Patientin unfreundlich behandelt wurde.

Eine Pflegekraft erzählt: „Die Dame war zehn Tage bei uns auf der Station. Nichts hat ihr gepasst, dauernd hat sie geklingelt, nie kam ein Dankeschön aus ihrem Mund. Ihr Verhalten war herrschaftlich und herablassend. Eigentlich eine Zumutung. Als sie am letzten Tag nach Hause geht und schon am langen Gang nahe bei der Stationstüre angelangt ist, bemerke ich sie. Ich will mich noch von ihr verabschieden und beginne, ihr schnellen Schrittes nachzugehen. Da bleibe ich plötzlich stehen. Mir wird klar, dass ich ihr zehn Tage lang „nachgelaufen" bin und jetzt werde ich das nicht nochmals tun. Es reicht! Ich suche die passenden Worte und dann kommt doch nur eines aus meinem Mund heraus: „Zwiderschauen!" Die Dame bleibt kurz stehen, dreht sich leicht zu mir um, ein kleines Lächeln huscht über ihr Gesicht und weg ist sie."

Nun, wir kennen die Verabschiedung „Auf Wiederschauen"*, und wir wissen auch, was gemeint ist, wenn jemand „zwider dreinschaut"**, aber dieses „Zwiderschauen" ist doch überraschend neu und nebenbei eine geniale Wortschöpfung, wie ich finde. Der Vorgang, eine bestimmte Situation zu benennen, ihr einen eigenen Namen zu geben, ist ein kreativer Akt. Insbesondere, wenn die Formulierung pointiert ist und vorher noch gar nicht existiert hat!

Natürlich ist das Pflegepersonal angehalten, respektvoll mit den Patient*innen umzugehen, aber wie zuvor im Kapitel über die Humortheorien beschrieben, gab es in diesem speziellen Fall eine Kränkung der Pflegekraft, die sich dann mit dieser Formulierung den befreienden Weg nach außen gebahnt hat. Auch, wenn das riskant oder unhöflich hätte ankommen können, „es musste einfach raus." Zudem war es ein gutes Beispiel dafür, etwas mutig und pointiert auszudrücken.

Man kann die Geschichte nun fiktiv weiterspinnen, etwa, dass die alte Dame antwortet: „Sie, ich kenne den Herrn Primar! So etwas muss ich mir nicht gefallen lassen!" Und am nächsten Tag muss die Pflegekraft in die Vorstandsetage zum Rapport. Es stellt sich nun die Frage, wie weit ich gehen darf, wenn ich mit meiner humorvollen Aussage an oder über die Grenzen der Benimmregeln gehe. Markus Hirtler, besser

---

* Dialekt: „Auf Wiedersehen"

** Dialekt: „böse blicken/aussehen"

bekannt als Darsteller der „Ermi-Oma“, hat mir diese Frage einmal so beantwortet: „Hannes, du musst es in dem Augenblick, in dem dir die Idee und der Impuls kommen, selber spüren und einschätzen.“

Wenn man es charmant macht, folgt auf die Irritation ein gemeinsames Lachen oder Lächeln. Man hat nun ein verbindendes, humorvolles Erlebnis geschaffen. Wenn man den Bogen überspannt: Vorstandsetage.

Diese vielen Beispiele zeigen, welch mächtiges Werkzeug Humor sein kann, um Verbindungen zu schaffen und den Alltag aufzuhellen, um mit Mut, Einfühlsamkeit, Verspieltheit und Spontaneität auszudrücken, was ist, und dadurch magische, einprägsame Momente zu kreieren.

Ging es in diesem Abschnitt um das pointierte Formulieren, so kommen wir nun zur letzten Phase des Ablaufes humorvoller Situationen:

Aufnehmen, wie es ankommt, und entsprechend reagieren.

Zu guter Letzt ist es wichtig, darauf zu achten, wie Ihr Statement ankommt. Vielleicht hat jemand geschmunzelt und Ihnen eine nette Antwort gegeben? Dann können Sie das Gespräch intensivieren und noch etwas Humorvolles nachlegen. Haben es auch „Umstehende“ oder „Umliegende“ mitbekommen? Wie reagieren sie? Kann da ein weiterer Funke überspringen und sich die Geschichte noch weiterspinnen? Oder wurde das, was Sie gesagt haben, nicht sonderlich beachtet? Dann darf es auch mal gut sein und alle gehen weiter ihrer Beschäftigung nach. Nix passiert. Ist auch okay.

Humorunverträglichkeiten

Wann ist es wichtig, sich mit humorvollen Äußerungen zurückzuhalten? Als Pflegekraft können Sie Ihrem Gespür vertrauen, um zu erkennen, wann eine humorvolle Äußerung stimmig und angebracht ist, und wann es besser ist, darauf zu verzichten. Dabei sollten Sie sich vor einer humorvollen Bemerkung folgende Fragen stellen: Kann die Person aufgrund kognitiver Einschränkungen oder körperlicher Beschwerden meinen Humor (nicht) verstehen bzw. richtig einordnen? Gibt es kulturelle Verständnisschwierigkeiten? Ist das Gegenüber in seiner Wahrnehmung durch Psychose oder Verwirrtheit so beeinträchtigt, dass es zu Missverständnissen kommen könnte?

Im Alltag als Clown orientiere ich mich an einer Frage: Ist die Situation gerade so akut, dass sie die volle Aufmerksamkeit aller Beteiligten erfordert? Wenn ich beim Übergabegespräch auf der pädiatrischen Hämato-Onkologie erfahre, dass mit dem Kind und seinen Eltern gerade eine schwierige Diagnose besprochen wird, werde ich sicher nicht in freudiger Unbeschwertheit ins Zimmer platzen. Stattdessen gehe ich vorsichtig an der offenen Tür vorbei. Sollten sich unsere Blicke begegnen, dann wird ein freundlicher Gruß fürs Erste ausreichend und stimmig sein. Also, mitten in der Krise: Nein! Aber wenn die Phase der Verarbeitung beginnt, wenn Menschen versuchen, mit einer neuen Situation zurechtzukommen, sie zu reflektieren und in ihr Leben zu integrieren, dann kann Humor seine Wirkung entfalten.

Humorvoller Umgang mit sich selbst

Sorry, wenn ich mich etwas ungeschickt anstelle. Ich lebe zum ersten Mal.

Manchmal verheddert man sich, stolpert bildlich gesprochen in eine peinliche Situation oder macht einen Fehler, nimmt die falsche Abzweigung. In solchen Momenten kann man sich ärgern oder aber die Situation humorvoll betrachten und über das Missgeschick lachen, über die Unzulänglichkeiten, die Fehler. Sich ein Missgeschick zu verzeihen, ist oft gar nicht einfach. Zu sehr ist man verärgert über den misslichen Umstand, den man selbst verursacht hat.

Seien Sie nicht zu streng mit sich selbst. Zu anderen sind wir oft großzügig, nur bei uns selbst legen wir häufig strengere Maßstäbe an. Mir gefällt die Formulierung, Mitgefühl mit sich selbst zu haben, Milde walten zu lassen.

„Ich habe einen Herzklappenfehler: Ich habe ein zu weiches Herz und eine zu große Klappe." Wer diesen Satz humorvoll über sich selbst sagt, zeigt gesunde Selbstreflexion und Humor im Umgang mit den eigenen Schwächen und Stärken. Es ist eine gute Haltung, diese Eigenschaften, ein „zu weiches Herz" und eine „zu große Klappe", nicht als Charakterschwächen, sondern als Teil der eigenen Einzigartigkeit anzusehen. Man ist sich seiner Eigenheiten bewusst, nimmt sie humorvoll wahr und bewahrt sich ein positives Selbstbild. Warum immer perfekt sein, wenn man auch einfach großartig sein kann?

Achtung, Ihre Laune ist ansteckend!

Ach, gedankenverloren im Auto gesessen und einen Umweg gefahren? „Schöne Gegend hier." Ich bin auf der Straße gestolpert, alle schauen zu mir her? Ich winke zurück. „Nein, Sie brauchen keinen Eintritt dafür zu zahlen, das habe ich gerne und gratis für Sie gemacht."

Eine konkrete Hilfe in solchen Momenten ist der Vorsatz, einer schwierigen Situation etwas Positives abzugewinnen. Da braucht es Fantasie, eine Portion Verspieltheit und Mühe. Es lohnt sich, denn die eigene Stimmung ist ansteckend. Bleibe ich miesepetrig, weil ich mit dem falschen Fuß aufgestanden bin, habe ich selbst nichts davon und pflaume noch dazu meine Umgebung mit meiner Stinkelaune an. Die eigene Laune ist ansteckend wie ein Virus. Und negative Ansteckung sollte man möglichst vermeiden. Ein Beispiel gefällig?

Wirtschaftsförderung einmal anders

Es ist Montagfrüh, ich habe heute einiges vor, stehe draußen vor der Haustüre und bemerke plötzlich, dass ich mich ausgesperrt habe. Die Fenster habe ich gerade alle noch kontrolliert. Sie sind zu. Jetzt werden einige Leute bald ungeduldig auf mich warten. Ich werde zu spät in die Arbeit kommen. Die Nachbarin, die meinen Reserveschlüssel verwahrt, ist auf Urlaub.

Ich muss bei meiner Arbeitsstelle anrufen. Mein Smartphone liegt drinnen neben dem Schlüssel. Ich hole tief Luft, muss den Schlüsseldienst verständigen, so wie letztes Jahr. 150 € für nix. Ich sperre mich jedes Jahr einmal aus. Mehr als ärgerlich.

Andererseits: Einmal im Jahr unterstütze ich die regionale Wirtschaft mit 150 €. Das muss mir erst einmal jemand nachmachen. Zudem ist es März – die nächsten Monate darf ich also hoffen, mich nicht auszusperren, da ich das nur einmal im Jahr mache.

Mit diesen zugegebenermaßen etwas skurrilen Gedankengängen beruhige ich mich wieder, schmunzle über meine Fehlbarkeit. Tja, ich bin halt keine Maschine und das ist der Beweis dafür! Halbwegs beruhigt komme ich zu spät, aber schließlich doch, in die Arbeit.

Über sich selbst lachen zu können, nimmt manchmal skurrile, groteske Züge an, aber wenn es hilft, dann darf es gerne sein. Wie hier in der Geschichte eines Pflegeheimbewohners:

Ein skurriler Einfall als hilfreiche Selbsttherapie

Herr Schlager hat schwere Zeiten hinter sich. Seine Frau ist vor einem halben Jahr gestorben, vor drei Monaten wurde ihm ein Bein amputiert und nun musste er auch noch sein geliebtes Zuhause verlassen. Er kommt in ein Pflegeheim, in dem er den neuen Alltag schweigend und teilnahmslos über sich ergehen lässt, obwohl sich die Pfleger*innen rührend um ihn kümmern. Am Anfang der dritten Woche in seinem neuen Zuhause schiebt ihn eine Pflegerin durch die Gänge zur Pediküre. Wie immer ist Herr Schlager in Schweigen gehüllt. Plötzlich hebt er jedoch seine Hand, bedeutet der Pflegerin, stehen zu bleiben, und zeigt auf die Stelle des frisch amputierten Beins. „Bei der Pediküre zahle ich aber nur die Hälfte, oder?"

Die Pflegerin ist verblüfft und fragt ihn, ob er das im Ernst gemeint hätte. Beide lachen, lassen die Frage unbeantwortet und fahren weiter. Bei der Pediküre angelangt, stellt nun die Pflegerin dieselbe Frage, diesmal an die Dame im Salon: „Er zahlt mit einem Bein aber nur die Hälfte, oder?" Nun lachen sie zu dritt über diese Frage, die im Augenblick so seltsam erscheint und doch in der schweren Lebenssituation des Bewohners seine humorvolle Wirkung zündet.

Da hat sich nun das ganze Leben gegen ihn verschworen und es gibt nichts mehr, worauf er sich freuen könnte. Nichts mehr? Oh doch! Bei der Pediküre zahlt er nur noch die Hälfte! Jawohl!

Und so hat dieser Mann in all seinem geballten Unglück doch einen Vorteil in seiner augenblicklichen Situation gefunden. Dieser skurrile Gedanke und das gemeinsame Lachen darüber bringen den Umschwung. Die Pflegerin erzählt, dass sich die Grundstimmung von Herrn Schlager mit dieser Begebenheit wesentlich geändert hat. Er akzeptierte nun seine neue Lebenssituation, sprach gerne, machte bei Aktivitäten mit und brachte sich in die Gemeinschaft ein.

Einmal den Tag retten, bitte

Eine Bildungseinrichtung in meiner Heimatstadt bietet nach längerem Zögern ein Humorseminar für Pflegekräfte mit mir an. Am Tag der Veranstaltung will ich jedenfalls rechtzeitig dort sein, um in Ruhe alle Vorbereitungen treffen zu können. Die erstaunte Freundlichkeit der Frau an der Rezeption hätte mich eigentlich schon stutzig machen sollen: Ich bin am falschen Standort. Der richtige ist am anderen Ende der Stadt und die Uhr tickt. Der Morgenverkehr ist sehr zähflüssig, ganz pünktlich werde ich nicht sein können. Dabei bin ich notorisch pünktlich, beinahe schon zwanghaft, ich gebe es zu.

Wie schaffe ich es nun, nicht in Stress zu geraten und dieser Situation etwas Humorvolles abzugewinnen? Meinen Teilnehmer*innen erzähle ich immer viel Kluges dazu, aber nun bin ich selbst in der Situation und weiß, wenn ich meinem Ärger freien Lauf lasse, wird der Einstieg ins Seminar wohl ein sehr mühsamer und ruppiger sein. Der Verkehr stockt immer wieder. Atemübungen. Die Mundwinkel nach oben ziehen und nach zwei Minuten glaubt mein Hirn, zu wissen, dass ich gut gelaunt bin. Das sind nun schon sehr lange zwei Minuten, die Wirkung stellt sich nicht wirklich ein. Die Stirn abtupfen.

Ich habe vor Kurzem einen Gebrauchtwagen erstanden und mir wird klar, dass ich mit ihm noch nie durch Graz gefahren bin. So habe ich nun die Idee, ihm als Hobbyreiseleiter die Schönheiten und Besonderheiten dieser Stadt zu zeigen. Ich spreche mit ihm, er hört aufmerksam zu und fragt nach dem schönsten Weg auf den Schlossberg. Leider gibt es da ein Fahrverbot für Autos. Auch zur Murinsel kann man nicht zufahren. Wir unterhalten uns weiters angeregt darüber, dass wohl nicht alle Aliens „friendly" sind. Einmal hupt er sogar aus Spaß, als wir durch den großen Tunnel neben dem Bahnhof fahren. Wie schön das hallt! Juchuu! Ich habe mich Gott sei Dank eingekriegt. Das Seminar ist dann sehr gut verlaufen. In der letzten Pause kam ich mit einer Teilnehmerin ins Gespräch. Sie meinte: „Ich habe gesehen, wie sie hereingekommen sind, und da habe ich gewusst, das wird ein guter Tag werden." „Und hat sich das bestätigt?" „Oh, ja."

Ich gestehe, da habe ich mich gut gefühlt. Einmal etwas ganz richtig gemacht, gerade noch die Kurve gekratzt.

Wir sehen, Humor schafft eine gewisse Distanzierung zu stressigen Belastungen. Eine herausfordernde oder scheinbar ausweglose Situation lässt sich mit etwas Bemühen in eine heitere drehen. So wie bei Baron Münchhausen, der sich selbst am Haarschopf aus dem Sumpf gezogen hat. Manchmal hilft es schon, in der richtigen Situation mit seinem Auto zu sprechen.

Kleiner Ausflug in die Neuropsychologie

Wer sagt: „Ich bin im Stress" gibt dem Gehirn den Auftrag, Stresshormone zu produzieren. Auch Sätze mit „muss" erzeugen Druck. Besser ist es, Sätze mit „Ich werde" oder „Ich möchte" zu beginnen. „Ich muss nicht immer „müssen" sagen."

Szenario 1:

„Wie geht's dir?"
„Ich bin im Stress. Frag mich nicht. Ich muss noch so viel erledigen, bin am Limit."
Sie sind es dann rasch und zuverlässig.

Szenario 2:

„Wie geht's dir?"
„Tja, was soll ich sagen, ich habe einen Überschuss an Zeitmangel."

Dies beschreibt ebenfalls, dass die Situation herausfordernd ist, dass man aber mit einer Portion Humor an die Sache herangeht. Der leicht groteske Blick aus der Distanz zeigt: Man gibt dem Überschuss mehr Beachtung als dem Mangel. Ein entspannter Zustand wird dadurch angeregt, die Manövrierfähigkeit aktiviert. Atmen, Prioritäten setzen. „Ich werde eins nach dem anderen tun." Und mit der Zeit baut man auch den Überschuss an Zeitmangel ab. Das wäre doch gelacht.

> Stoßseufzer in kleiner Runde im Pflegestützpunkt nach einem besonders anstrengenden Arbeitstag: „Ich bin eine deprimierte Krankenpflegerin!"

Die Pflegerin bringt es humorvoll auf den Punkt: Sie ist gut ausgebildet, diplomiert, fühlt sich aber manchmal im Alltag einfach niedergeschlagen. Die Krankenpflegerin hat ihrem Gefühl mit einem Schuss Galgenhumor Ausdruck verliehen, hat es aus-ge-drückt, nach außen gebracht. Nun ist es gesagt und dadurch beobachtbar und veränderbar geworden.

Wer so etwas ausspricht, gewinnt Distanz zur unmittelbaren Befindlichkeit. Neben dem Effekt der kurzzeitigen psychischen Entlastung ergibt sich nun die Möglichkeit, sich aus der Distanz nach neuen Optionen umzusehen. Man lacht gemeinsam und kann mithilfe von Kolleg*innen die Situation reflektieren und Möglichkeiten finden, um in Zukunft besser mit Herausforderungen umzugehen.

Das Komische im Missgeschick finden

Lachen Sie manchmal über Ihre eigenen Ungeschicklichkeiten? Was ist Ihre erste Reaktion, wenn Sie Wein übers Tischtuch kleckern oder der Spinat nicht vollständig im Teller, sondern auch in einiger Entfernung auf dem Boden landet? Ärgern Sie sich? „Typisch ich! Natürlich muss mir das passieren, ich bin mit zwei linken Händen auf die Welt gekommen." Das Fatale an solcherlei Reaktionen ist, dass diese Stimmung der Selbstabwertung oft lange anhält und auch andere ansteckt. Am Ende bestätigen Sie sich selbst, dass Sie zu nichts imstande sind. Sie gehen mit zwei linken Händen und vielleicht sogar mit zwei linken Füßen durchs Leben. In diesem Fall könnten Sie einmal in ein Schuhgeschäft gehen und die Verkäuferin fragen: „Ich habe zwei linke Füße. Hätten Sie ein Paar Flip-Flips für mich?"

Was wäre, wenn Sie anders reagieren? „Schau, mit welch schönem Muster der Wein das Tischtuch verziert." Oder: „Der Boden hat heute leider Spinatausschlag."

Solche humorvollen Reaktionen verhindern Selbstabwertung. „Okay, das ist mir einmal passiert. Wie oft in meinem Leben habe ich eigentlich nichts verkleckert? Wenn ich es mir genau überlege, bin ich sogar ein Nichtverkleckerweltmeister, ein Obermeisterproper, der halt bisweilen auch seinen schlechten Tag hat." Einer schwierigen Situation spielerisch etwas Positives abzugewinnen, hilft Ihnen, über sich zu lachen. Üben Sie diese Technik an guten Tagen und holen Sie sie auch an schlechten Tagen aus Ihrer Trickkiste. Sie wird Ihnen und Ihrer

Stimmung gute Dienste leisten. Denken Sie an die Kurve (S.46): Das Leben ist zu kurz für ausschließlich gerade Linien!

Humorvoller Umgang mit Kolleg*innen

Guten Morgen mit High-Five

Wie wäre es mit spaßigen High-Five-Begrüßungszeremonien, die einen wunderbaren Start in den Arbeitstag markieren und den Teamgeist stärken? Denken Sie darüber nach, welche Ihrer Kolleg*innen für ein solches Ritual offen sein könnten – vielleicht die Teamplayer*innen oder die kreativen Köpfe –, und beginnen Sie bei den vielversprechendsten.

Auch bei Dienstschluss ist es nett, ein Verabschiedungsritual mit dem Team zu haben. Bei jedem High-Five sagt man etwas Positives über den Arbeitstag oder macht ein Kompliment.

Diese kleinen Rituale bringen einen Motivationsschub und können dazu beitragen, dass sich alle wertgeschätzt und als Teil des Teams fühlen. Einfach mal bei einer Teambesprechung anregen.

Wenn die Chemie stimmt

Bei meinen Humorseminaren sitzen sie immer wieder gerne beieinander. Sie lachen schon vor dem offiziellen Beginn und ihre Stimmen schaffen gleich eine fröhliche Stimmung. In der Vorstellungsrunde erfahren wir dann, dass sie aus demselben Krankenhaus und derselben Abteilung kommen. Wenn zwei Kolleg*innen gut miteinander auskommen und gerne miteinander lachen, ist dies eine wunderbare Sache für alle Beteiligten auf der Station. Wer sie sieht oder hört, empfindet ihre fröhliche Interaktion als eine sympathische Aufforderung, sich wohlzufühlen.

Mit manchen Kolleg*innen ist man einfach sehr gut eingespielt; die Chemie stimmt. Humor und Lachen ergeben sich dann wie von selbst. Man versteht sich blind und unterstützt sich gegenseitig, wenn es mal schwierig wird.

Ich nenne sie die Humorverbündeten. Feiern Sie, dass Sie solche Kolleg*innen haben, und sagen Sie ihnen, wie wunderbar Sie das finden. Tauschen Sie sich mit ihnen auch über Humor aus. Gemeinsame Lachmomente können den Teamzusammenhalt stärken und die Arbeitsatmosphäre verbessern.

Anmache

Die Pflegerin im Nachtdienst schafft es vor Dienstschluss nicht mehr, den Geschirrspüler fertig einzuräumen und einzuschalten. Sie schreibt ihrer Lieblingskollegin ein Post-it und klebt es auf den Geschirrspüler: „Oh Baby, mach mich an!"

Ihr persönlicher Humorstil

Stellen Sie sich bitte gedanklich Ihre Kolleg*innen vor. Welche Arten von Humor können Sie bei ihnen erkennen? Schrägen, feinsinnigen, schlagfertigen oder eher deftigen Humor? Gibt jemand zuweilen einen spitzzüngigen Kommentar von sich? Mancherorts gibt es auch Menschen, die unfreiwillig komisch sind, und solche, bei denen man erstmal keine Ahnung hat, wie es um ihren Humor bestellt ist.

Wie ist Ihr eigener Humor? Worüber lachen Sie gerne? Welche Themen reizen Sie zu komischen oder gar zynischen Bemerkungen?

Die grenzenlose Vielfalt des Humors

Ich glaube, es gibt so viele Arten von Humor, wie es Menschen auf der Welt gibt. Je genauer man hinsieht, desto mehr werden individuelle Ausdrucksweisen, unverwechselbare Facetten und Eigenheiten sichtbar.

In diesem Kapitel möchte ich Ihnen Fragen stellen, die Ihnen helfen sollen, Ihren persönlichen Humorstil noch besser zu verstehen und zu vertiefen. Dies kann Ihnen in Zukunft helfen, noch passender und spontaner die richtigen Worte und Reaktionen zu finden, und steigert letztendlich Ihre Wirksamkeit in der Kommunikation mit Menschen grundsätzlich.

Es wird hilfreich sein, Ihre Gedanken auch auf Papier zu bringen. Hier und am Ende des Buches finden Sie deshalb einen **QR-Code**, mit dessen Hilfe Sie **Arbeitsblätter ausdrucken** und in weiterer Folge dann ausfüllen können. Diese Blätter beschäftigen sich mit Ihren persönlichen Humorvorlieben, Ihrem Humorstil und einigen Gedankenspielen für die Arbeitspraxis. Have Fun!

Die Humoranamnese

Und nun: Herzlich willkommen zur **Humoranamnese**! Hier geht es nicht um Ihre Blutwerte oder Röntgenbilder, sondern um Ihre Humorvorlieben und Erinnerungen an die Kindheit. Welche Symptome zeigen Sie nach einem humorvollen Impuls? Wie ansteckend ist Ihr Lachen? Haben Sie bekannte Unverträglichkeiten gegenüber bestimmten Witzen?

Setzen Sie sich bequem hin, am besten mit einem Stift und den Arbeitsblättern, und freuen Sie sich auf eine spannende Untersuchung der anderen Art.

Also: Worüber lachen Sie gerne? Mit welchen Menschen? Was machen Sie zu Hause, wenn Sie sich entspannen wollen? Was bringt Sie mit Freund*innen zum Lachen? Wurde in Ihrer Familie viel gelacht? Worüber lachen Ihre Mutter, Ihr Vater, Ihre Oma, Ihr Opa, die Tante, der Onkel? Gibt es witzige Sprüche oder Lebensweisheiten, die Ihnen aus dieser Zeit einfallen?

Was hat Sie im Kindergarten zum Lachen gebracht, was später in der Schule? Mit welchen Schulfreund*innen haben Sie da gelacht? Erinnern Sie sich an besondere Geschichten oder Ereignisse? Wurde viel über andere gelacht oder auch über Sie? Was fanden Sie damals komisch und was heute?

Stellen Sie sich Fragen wie: Habe ich Lieblingswitze oder -sprüche? Gibt es Situationen mit Tieren oder Gegenständen, die mich zum Lachen bringen? Worüber mache ich mich bisweilen lustig? Mit wem lache ich besonders gerne? Welche Kabarettist*innen mag ich, welche Comedians, welche Comics lese ich gerne? Bei welchen Filmen lache ich?

Reflexion des eigenen Humorstils

Mit der – am besten schriftlichen – Beantwortung dieser Fragen können Sie erkennen, ob und wie sehr Ihr Humor durch Ihre familiäre Umgebung geprägt ist und wie er sich im Laufe der Jahre entwickelt hat. Die Erkenntnisse über den eigenen Humorstil können auch dazu beitragen, die eigenen Stärken besser zu verstehen und diese gezielt einzusetzen, um das Arbeitsumfeld für sich selbst und andere positiver zu gestalten.

Sanfter Humor – Ihr Humorstil?

Sollten Sie den sanften Humor bevorzugen, könnten Sie durch die Beantwortung der Fragen herausfinden, dass Sie oft in familiären oder sozialen Situationen lachen, die von Wärme und Nähe geprägt sind. Dies könnte darauf hindeuten, dass dieser Humorstil ein Spiegelbild Ihrer feinsinnigen und unterstützenden Persönlichkeit ist. Wenn Sie schon im Kindergarten über harmlose Streiche gelacht haben, könnten Sie erkennen, dass Sie diese Art von Humor auch heute noch nutzen, um Stress abzubauen und das Arbeitsumfeld angenehmer zu gestalten. Diese Art von Humor fördert die Harmonie und trägt dazu bei, ein unterstützendes Netzwerk innerhalb des Teams zu bilden.

Intellektueller Humor – Ihr Humorstil?

Wenn Sie feststellen, dass Sie in Ihrer Kindheit und Jugend häufig über kluge Sprüche oder literarische Anspielungen gelacht haben, dann könnte dies darauf hinweisen, dass Sie eine Vorliebe für tiefgründige Witze haben. Intellektueller Humor kann für Sie im Berufsalltag eine wertvolle Ressource sein, um schwierigen Situationen analytisch und mit einer gewissen Distanz schlagfertig zu begegnen. Wenn Sie gerne über die scharfsinnigen Bemerkungen eines Lieblingscomedians lachen oder über die pointierten Dialoge in einem bestimmten Film, so kann es sein, dass Ihnen dieser Humorstil hilft, komplexe soziale

Dynamiken zu durchschauen und kreative Lösungsansätze zu ermöglichen. Intellektueller Humor kann das Team auf verblüffende Weise dazu anregen, Probleme aus verschiedenen Perspektiven zu betrachten und innovative Wege zu finden, um Herausforderungen zu meistern.

Schwarzer Humor – Ihr Humorstil?

Für diejenigen unter Ihnen, die eine gewisse Vorliebe für schwarzen Humor haben, könnte die Beantwortung dieser Fragen einige interessante Einsichten bieten: Erinnern Sie sich besonders an makabre oder deftige Witze aus Ihrer Kindheit, so könnte es sein, dass Sie diese Art von Humor nutzen, um mit den oft schwierigen und traurigen Situationen Ihres Berufsalltags gut umzugehen. Denn dessen Schwere wird mit einer Prise Absurdität etwas leichter erträglich. Vielleicht sind Sie auch die Person in Ihrem Team, die Ihren Kolleg*innen eine Möglichkeit bietet, schwierige Themen auf erträgliche Weise zu besprechen.

Situationskomik

Haben Sie vielleicht einen besonderen Sinn für Situationskomik, für kuriose oder unerwartete Zwischenfälle? Dies kann helfen, Stress abzubauen und das Team aufzulockern, indem man zeigt, dass nicht alles perfekt sein muss und dass man über die Unvorhersehbarkeiten des Lebens lachen kann.

Schräger, absurder Humor

Absurder Humor zeichnet sich durch das Vergnügen an völlig übertriebenen oder sinnlosen Situationen aus. Vielleicht haben Sie bemerkt, dass Sie öfters über groteske oder inkongruente Begebenheiten lachen und finden sie gerade deshalb komisch, weil sie keinen Sinn ergeben. Diese Art von Humor bietet eine kurze Fluchtmöglichkeit, eine willkommene Verschnaufpause in der oft ernsten und strukturierten Arbeitswelt. Schräg, aber hilfreich.

Visueller Humor

Wenn Sie oft über komische Illustrationen oder slapstickartige Szenen lachen, haben Sie vielleicht eine Vorliebe für visuellen Humor. Mit diesem Humor ausgestattet können Sie mit lustigen Bildern oder Karikaturen eine positive Stimmung im Team anregen und für eine lockere Atmosphäre sorgen.

Wenn Sie nun Ihren höchstpersönlichen Humor besser ergründet haben, möchte ich Sie einladen, in den kommenden Wochen bewusst nach Situationen Ausschau zu halten, in denen Sie die Stärken Ihres Stils einbringen können. Genießen und reflektieren Sie auch die Wirkung Ihrer humorvollen Äußerungen.

Humorinterventionen und -impulse für den Pflegealltag

Nachdem Sie nun Ihren eigenen Humorstil klarer vor Augen haben, ist es Zeit für einen weiteren Schritt.

Humorvolle Neudeutungen

Die naheliegendste Gelegenheit, mit Patient*innen in einen humorvollen Dialog zu kommen, bietet sich natürlich im Pflegealltag an, während der vielen Routinetätigkeiten. Aus Sicht der Patient*innen gibt es viele Dinge, die im Krankenhausleben nicht sofort verständlich sind: Fachbegriffe, Pflegehandlungen oder auch Abkürzungen. Wussten Sie, dass LKH eigentlich „Liegen-Kuscheln-Heilen" bedeutet? Diese Erklärung ist jedenfalls besser als „Lange keine Hilfe" oder „Leider kein Hotel".

Hier finden Sie nun zahlreiche Anregungen, das Spitalsumfeld in einen humorvollen Kontext zu setzen und Pflegehandlungen sowie medizinische Gegenstände spielerisch umzuinterpretieren. Diese Neudeutungen, passend in ein Gespräch eingestreut, erzeugen einen überraschenden Effekt, da sie Wörter und Bedeutungen miteinander verbinden, die vorher noch nichts miteinander zu tun hatten. Wichtig ist der situative Zusammenhang, in dem diese Worte fallen. Verstehen die Beteiligten die feinen Nuancen des Humors, kommt ein gutes Maß an Frische und Spielfreude zum Ausdruck. Es kommt auf den richtigen Tonfall an und darauf, dass Professionalität, Zuwendung und Respekt spürbar sind. Und dass Sie selbst Spaß daran haben.

CT bedeutet eigentlich „Count Down", wenn man die Rechtschreibung nicht so eng sieht. Dem oft schambehafteten Dauerkatheter wird einiges von seiner Peinlichkeit genommen, wenn man ihn beim

Namen nennt: DK bedeutet „Dauerklo". Wem dies zu direkt ist, der kann ihn überhaupt umbenennen, etwa in „Spülkonsole", immer online!

In der Regel sind solche Neudeutungen ein sympathischer Gesprächsimpuls, auch mit neu aufgenommenen Patient*innen. Am Ende einer solchen Humorintervention steht oft ein gemeinsames Lächeln oder Lachen und das Gespräch miteinander kommt in Gang. Diese Neudeutungen stellen eine kleine Irritation dar und führen anschließend zu einem launigen Miteinander.

Abenteuertrip im Männer-Rüttel-Tunnel

Unter MRT kann man sich einen Höhlenbesuch im „Männer-Rüttel-Tunnel" vorstellen, der „Macht-Riesen-Theater", ist aber jedenfalls einer „Mit-Rück-Ticket". Solcherlei spielerische Bezeichnungen im Vorgespräch machen den Aufenthalt in der Röhre wohl etwas angenehmer und entspannter.

HWI, die Abkürzung für Harnwegsinfekt, könnte auch für „Habe was Intimes" stehen, im Gegensatz zur HWS (Halswirbelsäule): „Habe was Süßes."

Und jetzt erfahren wir endlich auch, was DGKP bedeutet: „Dienstmannschaft geht kurz Pause!"

Stethoskop oder Heartbeatbox?

Nicht nur Abkürzungen, auch medizinische Gegenstände sind vor humorvollen Umdeutungen nicht sicher. Die Nierenschale wird zur „Spendenbox": „Haben Sie heute schon eingezahlt?" Und die Urinflasche mit ihrer typischen Krümmung wird zur „Ente". Plötzlich wird die Tierwelt zum Thema und ein Gespräch kommt in Gang: „Haben Sie Tiere zu Hause?" „Ich bin auf einem Bauernhof aufgewachsen. Da hatten wir auch Hühner und Kühe." Innerhalb von kurzer Zeit verschwindet das omnipräsente Krankenhausumfeld aus der Aufmerksamkeit der Patientin, die sich nun auf angenehme Erinnerungen konzentriert. Der Ultraschallmonitor wird in einem lockeren Patientengespräch zum Baby-TV und das EKG-Gerät zum Herzmelodie-Generator.

Haben Sie gewusst, dass Thrombosestrümpfe eigentlich Mozartstrümpfe sind, oder doch Strapse? Und vor dem Schlafengehen kommen die dritten Zähne in den Zahnprothesenbecher oder besser gesagt in die „Parkgarage für die Zähne".

Humorvolle Neudeutungen sind eine große Spielwiese im Spitalsumfeld. Sie signalisieren Unbeschwertheit und laden dazu ein, die eigene Situation leichter zu nehmen. Werden humorvolle Äußerungen allerdings nicht verstanden, könnte in seltenen Fällen als Reaktion Irritation, Aggression, Unverständnis oder auch Rückzug die Folge sein. Eine angemessene Entschuldigung und Richtigstellung sollten in der Regel aber ausreichen, um die Wogen wieder zu glätten.

Fantasievolle Behandlungsabläufe

Man kann auch Behandlungsabläufe in einen anderen Kontext setzen und das Fenster zur Fantasie und zu freudigen Erinnerungen öffnen. Das Ziel im Hintergrund ist immer, die Beziehung zwischen Patient*in und Pflegeperson zu vertiefen, das gegenseitige Vertrauen zu stärken und Mut zu machen, die herausfordernde Zeit bestmöglich zu bewältigen.

Eine Anästhesiepflegerin erzählte mir Folgendes: „Welche Person auch immer vor mir liegt und kurz vor der OP ist, der stelle ich mich erstmal vor mit einem „Hallo, ich bin Ihre Traumfrau. Möchten Sie gerne eine Bergwanderung machen, dann hätte ich für Sie ein Schnapserl hergerichtet. (Oder einen Korn. Ich vergesse manchmal, dass ich ja auch für Leser*innen aus Deutschland schreibe!) Wenn Sie doch lieber einen Karibikurlaub antreten wollen, hätte ich schon einen Cocktail für Sie vorbereitet."

Dann verabreicht sie den entsprechenden Schlummertrunk. Alle, ob groß oder klein, ob arm oder reich, sind froh und erleichtert über diese

Begrüßung und fühlen sich sicher und gut aufgehoben. Sie sind nun bereit für ihre Reise ins Traumland.

Kreative Geschichten wie diese helfen jedenfalls, Ängste vor dem weiteren Verlauf der Behandlung abzubauen, und erleichtern durch ihren verspielten Charme auch die Arbeit für Sie als Pflegekraft.

Eine Pflegefachassistentin setzt einer Bewohnerin im Seniorenheim die Hörgeräte ein: „Tun wir die Ohren wieder rein?"

Eine Spritze wird verabreicht: „Jetzt kommt die Biene."

Manche meinen Körperpflege, sagen aber „Waschstraße".

Der oft schambehaftete Vorgang des Einlaufs wird zum „Osterputz".

Was meint die Pflegekraft, wenn sie zu den Patient*innen sagt: „Jetzt erhalten Sie ein gratis-Waxing"? Sie meint, dass es nun an der Zeit ist, das Pflaster zu entfernen. Das kann ein bisschen wehtun – aber was tut man nicht alles für die Schönheit?

Das Legen einer Infusion wird mal anders angekündigt: „Sind Sie bereit für eine Runde Tropf-Tetris?"

Letztens am Gang aufgeschnappt: „Bitte, wo geht es hier zur Dialyse?" „Ah, den Blutwaschsalon finden Sie am Ende dieses Ganges auf der rechten Seite."

Beim Anhängen der Elektroden beim EEG: „Jetzt gibt's den Kopf-Kino-Check."

Der periphere Venenkatheter wird fantasievoll zum Schmetterling, der tagelang am Unterarm sitzt und nun nach seiner Entfernung davonfliegt. Ein schönes, poetisches Bild.

Nutzen Sie auch hier die Arbeitsblätter. Sie helfen Ihnen auf die Sprünge, Ihre eigenen kreativen Einfälle zu produzieren.

Halten Sie an Ihrem nächsten Arbeitstag inne und schauen Sie, was Sie gerade in Ihren Händen halten. Was ist Ihre humorvolle Neudeutung?

Weitere Übungen und Ideen habe ich hier für Sie erstellt und zusammengetragen:

Trainingsprogramm für Ihre Humorfertigkeiten

Mit folgenden Übungen und Anregungen können Sie gezielt an Ihrer Humorfähigkeit arbeiten:

- Finden Sie täglich mindestens eine Gelegenheit, humorvoll mit Kolleg*innen oder Patient*innen ins Gespräch zu kommen.
- Legen Sie sich ein Humortagebuch zu. Schreiben Sie täglich einen humorvollen Gedanken oder eine lustige Anekdote hinein.
- Arbeiten Sie an Ihrer Körpersprache, um humorvolle Signale zu verstärken (z. B. Lächeln oder Augenkontakt). Wenn Sie etwas sagen möchten, versuchen Sie es manchmal ohne Worte, lassen Sie „nur" Ihren Körper sprechen. Dies ist eine Übung, die für uns Clowns auch immer wieder immens hilfreich ist.
- Erstellen Sie eine Liste mit positiven und humorvollen Sprüchen, Gedanken und Geschichten, die Sie mit Patient*innen teilen können.
- Bringen Sie Ihre persönliche, humorvolle Note in Ihr äußeres Erscheinungsbild ein. Dies ist je nach Kleidungsvorschrift und eigenem Kleidungsstil eher im Pflegeheim als im Krankenhaus anwendbar: Stecken Sie sich ein Smiley mit Text an Ihre Dienstkleidung: *Achtung, Krankenpfleger*in*! Tragen Sie Kleidung mit einer amüsanten Note: täglich ein Halstuch in einer anderen Farbe, spaßige Hausschuhe, kecke Strumpfhosen, eine „schräge" Krawatte, leuchtende Socken oder Strümpfe.
- Erstellen Sie eine Collage mit lustigen Bildern und Zitaten für den Pausenraum.
- Nehmen Sie an einem Clown- oder Improtheater-Workshop teil, um spontane, humorvolle Aktionen und Reaktionen zu üben.

Was kann ich für mehr Humor im Spitals- und Pflegealltag tun?

Ich ...

- schenke täglich jemandem bewusst ein Lächeln.
- sage danke, bitte und bin freundlich.
- begegne Missgeschicken humorvoll: „Danke, dass Sie mich auf diesen Fehler aufmerksam gemacht haben. Das ist ein wichtiger Job, den Sie da machen!"
- gebe Kindern kleine Geschenke mit: Der aufblasbare Plastikhandschuh, der mit aufgemalten Augen, einer Nase und einem Mund zum lustigen Gesicht wird, ist bekannt und immer wieder ein Geschenk, das Freude bringt.

Was kann ich als Leitung ermöglichen?

Ich ...

- spreche mit dem Team über Humor und lege im Arbeitsalltag bewusst den Fokus darauf.
- rege an, miteinander und nicht übereinander zu lachen.
- rege kleine Scherze an oder führe sie auch selbst durch: Dienstplaneinteilung: „Wer macht heuer am 30. Februar Dienst?" Je ernster Sie das fragen, umso lustiger wird die Wirkung sein.
- rege bei Teambesprechungen die Schilderung der schönsten oder verrücktesten Begebenheit der Woche an. Auch das Teilen einer Situation, die gründlich missglückt ist, kann helfen, die Atmosphäre aufzulockern: „Best of Fettnäpfchen" oder auch „Wurst-Käs-Szenario" genannt.

- Organisieren Sie humorvolle Geschenke zu Geburtstagen und Namenstagen. „Irgendjemand hat sicher Geburtstag heute! Das müssen wir feiern!"
- Feiern Sie den Faschingsdienstag gründlich. Rufen Sie im Herbst einen zweiten aus.

- Schaffen Sie Räume und Strukturen, in denen es humorvoll zugehen kann. Benennen Sie den „Pflegestützpunkt" in „Engellandeplatz" um.
- Veranlassen Sie den Aushang von lustigen Sprüchen im Wartebereich oder in den Gängen.
- Nutzen Sie die vielen Möglichkeiten, die Einrichtung auf humorvolle Art zu gestalten: mit lustiger, bunter Deko in Zimmern, Gängen, Wohnbereichen und Nischen. Organisieren Sie Bettwäsche mit spaßigen Motiven.
- Regen Sie an, nette Hinweis- und Türschilder mit Herzen, Smileys und bunten Farben zu gestalten.
- Organisieren Sie Tischsets und Servietten mit bunten Motiven für den Speisesaal.
- Hängen Sie eine Pinnwand für Karikaturen und lustige Sprüche in der Teeküche auf.
- Organisieren Sie Humorfortbildungen für Ihr Team.

Bei den ROTEN NASEN ehren wir in vielen Einrichtungen bisweilen den/die „Mitarbeiter*in der Minute" – mit vergoldetem Thron, Palmwedel, rotem Teppich, Urkunde, Nackenmassage und dem Singen eines ausgewählten Lieblingssongs. Die Reaktionen sind oft unglaublich berührend. Wie gut das tut, auch humorvoll für seine Arbeit Dank zu erhalten.

Humor im Pflegeheim

Errichten Sie eine **Ganggalerie** mit Cartoons, Bildern und Fotos.

Wie wäre es mit ...

- Mickey Mouse, dem Rosaroten Panther oder Tom & Jerry,
- Baby-, Tier- und Blumenfotos,
- Fotos im Jahreskreis (Frühling bis Winter),
- lustigen Familienalben,

- einem Fotoshooting bei Ausflügen und besonderen Anlässen? Mit humorvollen Fotos der Bewohner*innen und Mitarbeiter*innen, die dann gleich im Gang präsentiert werden.

Stellen Sie eine **Spielesammlung** zusammen ...

- mit Brettspielen wie Mühle und Dame, Mensch ärgere dich nicht, Rummy oder Schach, mit Domino oder Puzzles,
- mit Kartenspielen wie Jolly, Schnapsen oder Uno,
- mit Ball- und Wurfspielen: Dart, Eierbechern, Zielschießen, Kegeln oder Bewegungsspielen mit einem großen Schaumstoffwürfel.

Veranstalten Sie **Bewegungsspiele** wie Sitztänze oder Geschicklichkeitsspiele, bauen Sie Schneemänner und -frauen, arrangieren Sie eine Schneeballschlacht, organisieren Sie E-Rikschas. Diese sind ein Hit für alle Menschen, die in ihren Bewegungsmöglichkeiten eingeschränkt sind, aber noch Lust darauf haben, den Fahrtwind zu spüren.

Spielen Sie mit den Bewohner*innen „Lieder erraten", verwenden Sie Puppen und Stofftiere.

Richten Sie einen Hindernisparcours ein, gestalten Sie einen Kneippweg.

Richten Sie eine **Bibliothek** mit humorvollen Büchern ein.

Erstellen Sie **Sammlungen** von ...

- Bauern- und Wetterregeln (die 4 Jahreszeiten in Mariazell – oder im Taunus (Deutschland): Jänner, Februar, Herbst und Winter),
- Sagen aus der Region,
- Redewendungen,
- Reimen,
- Kindersprüchen,
- Worträtseln und
- Dialektbüchern.

Fördern Sie **Musik**. Die meisten Senior*innen lieben es, Lieder zu hören und selbst zu singen:

- Kinderlieder: *Summ, summ, summ, Bienchen summ herum*
- Volkslieder: Berglieder, Lieder im Jahreskreis, *In di Berg bin i gern, Schneeflöckchen, Weißröckchen*
- Weihnachtslieder: *Still, still, still*
- Geburtstagslieder: *Wie schön, dass du geboren bist*
- Schlager & Evergreens: Zarah Leander, Hildegard Knef, Glenn Miller, Elvis Presley, Comedian Harmonists, Beach Boys
- Oldies: Freddy Quinn, Udo Jürgens, Peter Alexander, Caterina Valente, Vico Torriani, Roy Black
- Austropop: Wolfgang Ambros, STS (gilt bis Nürnberg!)
- schwer im Kommen: The Beatles, The Rolling Stones
- Entspannungsmusik
- Opern, Operetten und Arien

Machen Sie regelmäßige **Filmnachmittage** mit ...

- Tiersendungen: *Flipper*, *Universum*,
- alten Filmen: *Das Weiße Rössl am Wolfgangsee*, *Sissi*, *Winnetou*,
- Schauspieler*innen wie Senta Berger, Theo Lingens, Romy Schneider, Hans Moser, Peter Alexander und Jopi Heesters.

Zeigen Sie humorvolle Filme mit/von ...

- Dick & Doof,
- Louis de Funés,
- Loriot,
- den Muppets,
- Heinz Erhardt und
- Farkas & Waldbrunn.

Regen Sie eine Theatergruppe an, organisieren Sie Ausflüge und feiern Sie Feste. Veranstalten Sie eine Modenschau mit humorvollen Kleidungsstücken. Bitte beginnen Sie gleich damit!

Humortechniken

Wenn Sie nun Lust auf mehr Humor in Ihrer alltäglichen Arbeit bekommen haben, so könnte die Reaktion der Kolleg*innen überrascht ausfallen. „So kenn ich dich gar nicht. Eh lustig, aber das hätte ich mir jetzt nicht gedacht von dir." Die Erwartungen anderer sind öfter mal ein einengendes Korsett. Deshalb ist es gut, sie nicht allzu wichtig zu nehmen. Es liegt an Ihrem Umfeld, Sie neu einzuschätzen, sofern dies überhaupt relevant ist.

Schritt für Schritt zu Ihrem humorvollen Ruf

Sie beschreiten neue Wege. Nur Ruhe, bleiben Sie auf Kurs. Am Anfang braucht es ein wenig Geduld und Ausdauer, aber der Erfolg wird sich bald einstellen. Probieren Sie es in kleinen Dosen mit netten, verspielten Bemerkungen. Tun Sie etwas, das Ihnen selbst Freude und Spaß bereitet und das Sie besonders gut können. Suchen Sie freundlichen Kontakt zu den Patient*innen mit der Zeit erarbeiten Sie sich ein gewisses persönliches Repertoire an humorvollen Äußerungen und damit einen neuen Ruf. Man verbindet Sie mit guter Stimmung und weiß Ihren Beitrag zur angenehmen Atmosphäre auf Ihrer Station zu schätzen. Respekt und Anerkennung inklusive.

Wenn Sie nun weiter in die Materie eindringen wollen, sind die folgenden Anregungen genau das Richtige für Sie.

Hinter die Kulissen geschaut: Die Arbeit an Spontaneität und Improvisation

Die meisten Szenen in unseren Clown-Visiten, so erleben es die Patient*innen und Angehörigen, entstehen spontan, ergeben sich aus dem Gespräch und der augenblicklichen Situation. Das stimmt auch und ist zweifellos eine unserer Stärken. Daher bezeichnen wir unser Tun auch als Begegnungskunst.

Was die meisten allerdings nicht wissen, ist die Tatsache, dass wir sehr wohl intensiv an dieser Art der Improvisation arbeiten und ständig daran weiterforschen. Sie kennen das sicherlich auch aus dem Pflegebereich: Viele Pflegehandlungen sehen von außen betrachtet fließend aus. Sie gehen leicht von der Hand, sind aber das Ergebnis langer Übung. Es sieht alles so locker und einfach aus, aber dahinter stecken viel Arbeit und erlernte Routine.

Zusammenstellung der wesentlichen Humortechniken

In diesem und im nächsten Kapitel „Inspirationen aus der Clownwelt" finden Sie zahlreiche Anregungen, um Ihr eigenes Humorpotenzial zu erweitern. Steigern Sie es und verfeinern Sie Ihr Gespür, wie man richtig dosiert und manchmal auch noch einen draufsetzt – zur freudigen Überraschung der Anwesenden.

Die Dreierregel

Beginnen wir ganz einfach: mit der **Dreierregel**. Sie kennen sie bestimmt aus Filmen. Ein Mann stolpert, richtet sich anschließend auf und geht weiter. Nach einiger Zeit stolpert er an derselben Stelle erneut. Beim dritten Mal macht er um sie herum einen großen Bogen. Nichts ist geschehen – diesmal. Die Zuschauer*innen atmen auf. Zwei Schritte weiter stolpert er erneut. Das Publikum lacht.

Beim ersten Mal wird etwas etabliert, beim zweiten Mal exakt wiederholt, beim dritten Mal gibt es eine überraschende Wendung.

Grüßen Sie Ihre Lieblingskollegin etwas übertrieben auf bestimmte Art und Weise. Unterstreichen Sie Ihre Worte mit einer besonderen Mimik und Gestik. Wiederholen Sie dies beim nächsten Treffen auf genau dieselbe Art und Weise. Beim dritten Mal brechen Sie die Regel und grüßen sie anders. Die Lacher werden auf Ihrer Seite sein.

Die Dreierregel kann man mit unterschiedlichsten Verhaltensweisen, Alltagshandlungen oder -bewegungen anwenden. Wichtig ist die exakte Wiederholung beim zweiten und das Brechen des Rhythmus beim dritten Mal. Alle sehen es schon kommen, aber es kommt anders. Probieren Sie es aus, wenn Sie Spaß daran haben und die Situation gerade passt.

Wenn der Dienstschluss nun naht und alles vergessen scheint, überraschen Sie alle und tun Sie es noch einmal. Es geht immer darum, die Erwartungen zu kennen und im richtigen Moment anders zu handeln. Denken wir an Inkongruenz: Es passiert etwas anders als gedacht und immer dann, wenn man nicht damit rechnet.

Die Übertreibung

Eine weitere Humortechnik ist die Übertreibung. Dazu taugt jede Alltagshandlung und davon gibt es im Spital und im Pflegeheim viele. Befunde werden eingefächert. Fächern Sie den nächsten mit spitzen Fingern ein, tun Sie so, als wäre jeder Befund um ein Kilogramm schwerer als der vorherige, riechen Sie genussvoll an ihm, als ob er mit einem wunderbaren Parfum versehen worden wäre, oder tun Sie, als klebe er an Ihren Fingern und Sie kriegten ihn nicht mehr los. Hier können Sie Ihr schauspielerisches Talent erproben. Immer unter der Voraussetzung, dass Sie selbst in diesem Augenblick Spaß daran finden und es der Situation angemessen ist. Gut dosiert darf es manchmal auch gern absurd oder grotesk sein.

Ein anschauliches Beispiel für die Technik der Übertreibung geht auf den US-amerikanischen Comedian Johnny Carson zurück, der bei einer Show einmal sagte: „Als Teenager hatte ich so viele Pickel, dass Blinde immer mein Gesicht lesen wollten."

Übertreibung kann eine belastende Situation ins Lächerliche ziehen und dadurch ihr Bedrohungspotenzial verringern. Sie kann aber auch Facetten von Empowerment zeigen. Finden Sie die wunderbarste

Übertreibung, indem Sie bei der nächsten Teambesprechung einen Satz beginnen wie: „Unsere Station ist so toll, dass sogar ...", und freuen Sie sich auf die Ergänzungen Ihrer Kolleg*innen.

Übertreiben und auch untertreiben kann man Gefühle, die Größe einer Sache, das Tempo und die Anzahl von Dingen oder Abläufen.

Untertreibung: „Drei Neuzugänge auf der Station? Jetzt, am Abend? Wie langweilig, ich hatte mit mindestens fünf gerechnet!"

Die Variation

„Guten Morgen, Herr Pichler!" „An diesem Morgen ist gar nichts gut. Mir tut alles weh und wieso kommen Sie nicht zuerst in mein Zimmer? Ich warte schon so lange!" „Äh, vielleicht ist es gut, wenn ich nochmals hereinkomme, und wir versuchen das noch einmal?" Nach diesen freundlich ausgesprochenen Worten macht die Pflegekraft vor den überraschten Augen des Patienten kehrt und kommt gleich darauf wieder herein. „Guten Morgen, Herr Pichler!" „Guten Morgen! Schön, dass Sie da sind ..." Everybody deserves a second chance.

Tempoänderungen

Machen Sie manchmal etwas langsamer, gehen Sie oder drehen Sie den Kopf in Zeitlupe. Oder wenn es eh schon recht hektisch auf der Station zugeht, legen Sie noch einen drauf und seien Sie spielerisch die Allerschnellste.

Neue Zusammenhänge

Kreieren Sie **neue Zusammenhänge**. Medizinische Sensation: „Chirurgen trennen erstmals Teenager von Smartphone" war die Headline eines Artikels des Online-Magazins „Die Tagespresse". Man kombiniert Dinge, die auf den ersten Blick nichts miteinander zu tun haben, und schafft dadurch einen Moment der Überraschung. Auch die Inkongruenz-erzeugenden Neudeutungen, mit denen wir uns im vorherigen Kapitel beschäftigt haben, fallen in diese Kategorie. Der Fachbegriff dafür ist Reframing: Etwas in einen anderen Rahmen setzen. Ein schönes Beispiel dafür ist die Fotomontage einer Hexe, die mit ihrem Besen durch die Luft fliegt und dann, oh Schreck, gegen einen Baum knallt. Der Text zum Bild: „Don't drink and fly." Eine Bekannte von mir, eine Verkehrspsychologin, hat diese Fotomontage in ihrem Wartezimmer hängen. Ich liebe die Vorstellung, dass die Personen, die alkoholisiert Auto gefahren sind und dann ihren Führerschein abgeben mussten, nun hier sitzen und sich dieses Bild ansehen müssen, ehe die Nachschulung beginnt.

Scherzfragen, Zungenbrecher, Wortverdrehungen, lustige Sprüche, Nonsens-Reime

Hier folgen nun einige humorvolle Beispiele, die Sie im Gespräch mit den Patient*innen einstreuen können!

„Zu welchem Arzt geht Pinocchio, wenn er krank ist?" „Zum Holz-Nasen-Ohren-Arzt."

„Was sagt der Hammer zum Daumen?" „Schön, dich wieder mal zu treffen."

„Wie heißt der Erfinder der Shorts?" „Kurt C. Hose."

Aus Wartezimmern kommt zartes Wimmern.

„Nur ein klitzekleiner Piekser von der spitzen Spritze."

Gespräch im Pflegeheim. Pflegeassistentin: „Ich bin ja ein Fan der kalten Dusche am Morgen. Die weckt die Lebensgeister und ist gut für das Immunsystem." Bewohnerin (schmunzelnd): „Das stimmt wohl, aber ehrlich gesagt ... Manchmal kneippe ich und manchmal kneife ich!"

Ein kleiner Tipp: Notieren Sie sich Sprach- oder Wortspiele, die Ihnen besonders gefallen. Allzu oft hört man: „Ich kenne da eine ganz lustige Formulierung. Leider fällt sie mir im Augenblick nicht ein." Legen Sie sich Ihre eigene Sammlung an!

Sprachspiele

Englisch für Fortgeschrittene: Wussten Sie, dass es in mehreren deutschsprachigen Städten einen „City-Roller-Bloods"* gibt?

In Graz gibt es eine Straßenbahnhaltestelle und in Tirol eine Stadt, die trotz ihres Namens nichts mit Japan zu tun haben: Sunk Tjo Hun.**

Running Gag

Wenn eine komische Situation einmal alle zum Lachen gebracht hat, darf man sie gerne wiederholen. Eine auffällige Grußgeste eines Patienten, der gerade nach Hause gegangen ist, kann gerne wiederholt werden, wenn es nicht bloßstellend gemeint ist. So kann man sich gerne noch tagelang an ihn erinnern, wann immer man sich auf der Station grüßt. Die Reaktion ist immer ein Lachen oder Schmunzeln. (Außer bei Spaßbefreiten. Aber die kennt man im Laufe der Zeit ohnehin und bei dieser Spezies ist man eben sparsamer mit der Anwendung verschiedener Humortechniken.)

Wiederholen und zeigen Sie öfters Tätigkeiten, die Sie besonders gerne machen. Zum Beispiel, wie Sie den Kugelschreiber zurück in die Halterung betten, mit welcher Grazie und Hingabe. Das Leben ist schön und es gibt immer Gelegenheiten, sich daran zu erinnern.

Wenn Sie etwas besonders gut können, machen Sie es öfter. Zum Beispiel das leere Jausensackerl auf Origami-Weise falten, bevor Sie es in den Papiermüll werfen. Why not?

---

* Südtirolerplatz

** St. Johann

Nur ernst ist es lustig

Wichtig: Die ernsthafte Hingabe ist bei der Ausführung all dieser Techniken der Schlüssel zum Gelingen! Den Spaß haben Sie erstmal innerlich und nur für sich allein. Er darf sich erst zeigen, wenn die anderen lachen und Sie in dieses Lachen einstimmen.

Wir Clowns sagen: „Nicht der Clown ist lustig, sondern *es* ist lustig, wenn der Clown da ist."

Wenn Sie die eine oder andere Anregung ansprechend finden, möchte ich Sie dazu ermutigen, sie im nächsten Dienst auszuprobieren. Wenn Sie noch immer nicht genug haben, würde ich Ihnen raten, einen Clownkurs zu besuchen, dann geht es richtig zur Sache!

Inspirationen aus der Clownswelt

Am meisten gelernt habe ich von richtig guten Clowns. Sie auf der Bühne zu erleben ist faszinierend. Eindrucksvoll erzählen sie mir in ihrem Spiel vom Leben, von dem, was den Menschen ausmacht – mit all seinen Emotionen, mit seiner Kraft und Verletzlichkeit, seinem Triumphieren und seinem Scheitern. Berührend und nah. Manche Szenen vergisst man sein Leben lang nicht.

Als Pflegeperson ist es nicht erforderlich und für gewöhnlich auch nicht sinnvoll, sich in der Arbeit eine rote Nase aufzusetzen. (Ausnahmen bestätigen die Regel!) Dennoch möchte ich Sie einladen, mir hier ein Stück weit in die Welt der Clownerie zu folgen. Die Frage, wie der Clown reagieren würde, kann in kniffligen Situationen eine gute Inspiration sein und überraschende Handlungsmöglichkeiten eröffnen. Die dadurch veränderte Stimmung auf einer Station kann den Unterschied machen, ob die Arbeit leicht von der Hand geht oder mühsam ist.

Was ist es, das einen Clown ausmacht?

Das Kostüm, die rote Nase, die Haarpracht? Ich glaube, es ist zuallererst sein Innenleben, seine Clown-Personage. Das, was der Clown fühlt und wie er mit der Welt zurechtkommt, seine Vorlieben, seine individuelle Körperlichkeit, seine Eigenheiten und Ungeschicklichkeiten. Wenn all dies ausgearbeitet ist, ergibt sich sein äußeres Erscheinungsbild, sein Kostüm, beinahe von selbst. Es ist die äußere Abbildung seines Innenlebens.

Schauen wir uns nun an, was dieses Spezielle in seinem Inneren sein kann. Ich sage *kann*, denn jeder Clown hat seinen eigenen Charakter. Schiebt man den Vorhang der Clownerie etwas zur Seite, erspäht man ein eigenes Universum an Verrücktheiten und Widersprüchlichkeiten.

Was für die meisten Clowns allerdings gilt, ist, dass sie uns zeigen, was uns als Menschen ausmacht: Verletzlichkeit, Ungeschicklichkeit, Freude, Trauer und all die anderen Emotionen, zu denen wir Menschen fähig sind. Der Clown scheint in einer komplett eigenen Welt zu leben, gleichzeitig zeigt er wie in einem Brennglas, was Menschsein bedeutet.

Was sind nun die Fähigkeiten und Talente, die wir in der Clownerie einsetzen und die Sie vielleicht inspirieren können? Natürlich arbeiten wir an Körpertechniken, an der Virtuosität, der Musikalität und noch an einigem mehr. Während „äußere" Fähigkeiten wie diese aber zweifellos eine wichtige Basis unserer Arbeit sind, liegt ein besonderes Augenmerk der Gesundheitsclownerie – Stichwort Begegnungskunst – auf den „inneren" Qualitäten und Techniken. Diese umfassen Eigenschaften wie Präsenz, Selbstliebe, Empathie und die Fähigkeit, authentische Verbindungen mit dem Publikum herzustellen. Diese inneren, psychologischen Qualitäten wollen wir hier genauer betrachten.

Präsenz

Die Kunst des Hier und Jetzt

Pedro Fabião, ein inspirierender Clown und Lehrer, nennt seine Facebookseite „Clown and Presence". Ja, die Präsenz ist eine der großen Fähigkeiten in der Clownerie. Voll und ganz hier zu sein, ohne Entschuldigung, ohne Ablenkung, ohne sich selbst aus vermeintlicher Höflichkeit zurückzunehmen – sich hellwach im Augenblick auf die inneren und äußeren Impulse einzulassen. Diese Qualität der Präsenz kennen wir auch aus der Psychotherapie, aus der Meditation oder aus dem Naturerlebnis.

Wir erleben sie auch bei Patientengesprächen während der Visite. Der volle Fokus liegt auf dem, was ansteht: auf der Operation, den Sorgen, den oft winzigen Details des Gesundheitszustandes und auf den Überlegungen zur Medikation. Ich habe solche Situationen oft beobachtet und bin voller Respekt für die Menschen, die diese so handhaben.

Virginia Imaz, eine gewichtige Clownin aus dem Baskenland, steht auf der Bühne und ist voll da. Sie wackelt etwas naiv mit dem Kopf und zeigt Wachheit in ihren Augen, während sie gleichzeitig mit beiden Beinen felsenfest vor ihrem Publikum steht. Noch vor dem ersten Wort hat sie die ungeteilte Aufmerksamkeit ihres Auditoriums.

Oftmals ist es im Pflegeheim stressig, man fühlt sich fahrig, weil vieles am besten sofort und alles gleichzeitig geschehen soll. Man ist in dieser Fahrigkeit gefangen und beginnt womöglich, Fehler zu machen, geht rasch irgendwohin und hat dann vergessen, was man eigentlich dort wollte. Hier hilft die Besinnung auf sich selbst, auf den langsamen Atem, um kurz zur Ruhe zu kommen, um sich selbst wieder bereit zu machen für das, was zu tun ist. Wenn ich selbst in solch einer Verfassung bin, dann denke ich daran, innezuhalten und kurz so zu stehen, wie Virginia Imaz auf der Bühne steht (siehe dazu auch den QR-Code links). Ich stelle mir vor, wie sie mich ansieht. Das hilft.

Selbstliebe und Selbstachtung

Selbstliebe als Basis für gute Kommunikation

Selbstliebe und **Selbstachtung** sind weitere Themen in unserer Clownswelt. Virginia spricht über dieses Selbstverständnis im Clown-Sein und sagt: „Der Clown ist so, wie er ist. Bunt, schrill, zu groß, zu klein, zu dünn, zu dick – egal. Er hinterfragt sich nicht. Er mag seinen Körper, er liebt sich so, wie er ist." Für das Publikum ist das sehr interessant. Es denkt sich: „Ich möchte mich auch gerne einfach so mögen wie dieser Clown."

Sich selbst zu mögen, so wie man ist, „s'amuser avec soi-même", wie die französischen Clownkolleg*innen gerne sagen, bedeutet, Spaß mit sich selbst zu haben, sich mit sich selbst zu vergnügen. Übertragen auf den Pflegeberuf kann dies nur bedeuten: Ich finde immer wieder meine eigene Freude an meinem Beruf. Ich mache es nicht zuallererst für die anderen, ich mache es für mich, auch wenn die anderen natürlich von meinem Tun profitieren!

Dieses Selbstverständnis ist im Pflegebereich sicherlich eine hilfreiche Grundlage für gute Kommunikation mit allen Anwesenden. „Da bin ich, ich bin bereit, was ist zu tun?"

Akzeptanz

Auch **Akzeptanz** ist hilfreich. Schon aus der Resilienzforschung wissen wir, dass es hilfreich ist, die Umstände so zu akzeptieren, wie sie sind. Nichts beschönigen, aber auch nicht den Weg des Pessimismus einschlagen. Wenn meine Clownkollegin im Spiel sagt: „Gustl, wir fahren nach Paris!" Dann werde ich sagen: „Oh, ja, ich war noch nie dort. Los fahren wir!" Ich weiß schon, dass wir spätestens an der Krankenzimmertür wieder auf andere Ideen, Hindernisse oder Ablenkungen stoßen werden, aber wie schön ist doch dieses akzeptierende „Ja". Es signalisiert Bereitschaft, es beinhaltet einen Hauch von „Was kostet die Welt?"

Auch aus dem Improtheater wissen wir, dass ein „Nein" das Spiel abrupt stoppen und den Fluss des Geschehens zum Stillstand bringen kann. Die Haltung des „Ja, *und* ..." ist hier hilfreicher. Man schließt an das Angebot an, hat aber dennoch in der Ausgestaltung des „und" die Möglichkeit, dem Lauf der Dinge eine neue Wendung zu geben.

Ein befreiender Dialog

Eine Betreuerin im Pflegeheim reibt die betagte Bewohnerin mit Babyöl ein. „Darf ich Ihnen die letzte Ölung verpassen?" Die Dame antwortet spontan und unaufgeregt mit einem langgezogenen „Amen".

Die Betreuerin hat den Mut und die Aufrichtigkeit, das Thema Sterben, das doch im Pflegeheim allgegenwärtig und offensichtlich auch bei der Dame im Raum präsent ist, direkt und stimmig anzusprechen. Sie kennt die ältere Dame schon länger und hat scheinbar den richtigen Ton gefunden. Diese freut sich, weil endlich mal jemand den Mut hat, das Thema „Sterben" anzusprechen, ohne einen Eiertanz drumherum zu machen. Sie fühlt sich direkt angesprochen und in ihrer Erlebniswelt verstanden. Die humorvoll angesprochene Akzeptanz des Themas „Sterben" dient hier als befreiender Impuls und schafft Raum und Möglichkeiten, die Zeit, die noch bleibt, zu genießen.

Instinkt

Instinkt ist eine oft zu gering geschätzte, grundlegende Kraft unseres Seins. Uns Clowns „passieren" immer wieder Aktionen und Reaktionen, die unerwartet und überraschend sind, sozusagen aus dem Nichts entstehen. Und dennoch gibt es Impulse und Beweggründe, die sie befeuern. Clowns sind sehr wach und folgen den oft kleinen Hinweisen, Blicken, abrupten Bewegungen und Veränderungen in der Mimik. Sie reagieren auf die Zwischentöne, die ihnen auffallen. Diese instinktiven Reaktionen sind häufig schneller als das Denken. Sie nehmen nicht den Weg über das Gehirn und sind noch nicht auf ihre Tauglichkeit, ihre Angemessenheit hin überprüft. Sie tauchen unvermittelt auf.

Dies ist auch die Ursache dafür, dass das, was wir sagen und tun, nicht immer politisch korrekt ist. Die Ehrlichkeit und Unmittelbarkeit dieses Herausbrechens spontaner Impulse ist für die Zuschauenden oft überraschend und eindrucksvoll. Man hat das Gefühl, gerade etwas Wahrhaftiges mitzuerleben. Dies vermittelt so etwas wie eine Grundbotschaft der Clowns: Sei wahrhaftig, lass hinaus, was da drinnen ist, lebe!

Regelmäßig erscheinen wissenschaftliche Artikel über die Erforschung dieses Bauchgefühls, der Intuition. Ob es immer der bessere Ratgeber ist, wird intensiv beforscht. Bisher lässt sich eindeutig sagen:

Die Ergebnisse sind nicht eindeutig. Im zwischenmenschlichen Bereich, im Gespräch mit Angehörigen, Patient*innen und Kolleg*innen, kann das Bauchgefühl allerdings so oder so eine gute Ressource sein, um Dinge anzusprechen, die sonst unbeachtet bleiben, sich später aber doch als wichtig herausstellen.

Zu den „inneren" Fähigkeiten zähle ich auch die *„Liegende Acht"*, deren Anwendung eine rasche Intensivierung und Vertiefung eines Gesprächs bewirkt. Diese Methode wurde bereits ausführlich im Kapitel „Humor in der Pflege" besprochen. Da sie auch zu den „inneren" Qualitäten gehört, rufe ich sie hier nochmals in Erinnerung.

Wachheit

Die Kunst der Aufmerksamkeit

Wenn wir Clowns ein Krankenzimmer betreten, haben wir, wie schon erwähnt, nur wenige Augenblicke Zeit, um uns zu orientieren. Wir versuchen die Atmosphäre, die Stimmung aufzunehmen, um dann in passender Weise mit unserem Spiel loszulegen. Erfahrene Pflegepersonen erzählen auch davon, wie viele Informationen sie schon bei einem kurzen Kontakt mit neuen Patient*innen erhalten. Sie erkennen rasch Anknüpfungspunkte und reagieren zielgerichtet.

Michael Christensen, den wir als Initiator der Spitalsclownerie sehen, hat uns in seiner Masterclass folgende Übung gezeigt: Eine Person wartet draußen, während drinnen ein kreatives Chaos erzeugt wird. Sessel werden gestapelt, Tische umgedreht, Besen und andere Utensilien auf dem Boden verteilt.

Die Aufgabe der Person, die nun in den Raum gerufen wird, ist es, sich auf einem vorab genau festgelegten Weg durch den Raum zu bewegen. Einmal um den Sessel herum, unter dem Tisch durchkriechen, den Besen vom Boden heben und ihn an die Wand lehnen. Die Herausforderung für die hereingekommene Person ist es, zu erraten, was wie genau in welcher Haltung gemacht werden soll. Manche von uns können sich noch an das Kinderspiel „Heiß/Kalt“ erinnern. Bei diesem Spiel wird nicht „heiß“ oder „kalt“ gerufen – wenn die Zuschauenden applaudieren, sind Sie richtig, wenn sie nicht applaudieren, sind Sie falsch. Beim nächsten Mal wird nicht mehr applaudiert, sondern hin- oder weggeschaut, und die Person soll an dieser Reaktion erkennen, ob sie die richtigen Bewegungen macht. Auf einer weiteren Stufe hält das Publikum nur noch den Atem an, wenn Sie falsch liegen, und atmet ruhig weiter, wenn Sie richtig liegen. Was für ein aufregendes Erlebnis! Damit schulen wir unsere Aufmerksamkeit. Eine echte Herausforderung für die betreffende Person, aber zu schaffen. Wachheit lässt sich trainieren.

Bei uns Clowns gibt es weiters eine Übung, die ich als Königsdisziplin sehe. Der Clown sitzt auf der Parkbank und tut ... nichts. Diese Szene kann unglaublich spannend und komisch sein. Was nicht alles entstehen kann: Die Zehen beginnen unvermittelt zu wippen und der Clown entdeckt es erst nach einer geraumen Weile. Er hat einen Niesreiz, muss dann aber doch nicht niesen. Er sucht sein Taschentuch in der Hose, zieht dann aber einen kleinen, verloren geglaubten Schlüssel heraus. Er schaut auf die Uhr, es fällt etwas herunter.

All dies hat mit Wachheit zu tun, und damit, stimmig den Impulsen zu folgen, die aus dem Inneren und von außen kommen. Ebenso mit erlernter und geübter Präsenz und gutem Timing. Man verfolgt aufmerksam, was sich tut. Es ist immer was los im Leben.

Fokuswechsel

„And now for something completely different.“ John Cleese und seine Gefährten von Monty Python's Flying Circus haben es uns vorgemacht: „Und nun zu etwas völlig anderem.“ Gerade sind wir noch bei einem Thema und plötzlich kommt etwas Neues ins Blickfeld, das unsere volle Aufmerksamkeit erfordert. Alles, was vorher wichtig war, verschwindet. Patient*innen im Krankenhaus kennen das nur zu gut: Ihre Gedanken kreisen oft um Krankheit, um Sorgen, Schmerz und die Ungewissheit des Heilungsverlaufs. Hier ist es hilfreich, manchmal mit einem völlig anderen Thema einen erfrischenden Impuls zu setzen. Im Alltag, im Gespräch mit Freund*innen und Bekannten, erzeugen wir immer wieder einen Fokuswechsel, indem wir einfach ein anderes Gesprächsthema einbringen, ein Foto unserer Liebsten aus der Geldbörse zaubern, übers Wetter reden, jedenfalls das Augenmerk auf ein Thema lenken, das uns persönlich interessiert und dem Gespräch eine Wendung gibt.

Im Landeskrankenhaus Leoben, in der Abteilung für Kinder- und Jugendheilkunde, steht im Untersuchungszimmer ein Ultraschallgerät, mit dem die Ärzt*innen die Kinder untersuchen. Bevor noch etwaige Angst oder Unsicherheit bei den kleinen Patient*innen aufkommen kann, werden sie gebeten, sich mit dem Blick nach oben auf die Liege zu legen. Nun sehen sie an der Decke eine Riesenmenge an Stofftierfledermäusen, die an kleinen Schnüren baumeln. „Bitte such mal die eine Fledermaus mit den besonders langen Ohren", bittet die Ärztin das Kind und kann sich nun in Ruhe um die erforderlichen Untersuchungsschritte kümmern – denn das Kind ist in eine fantastische Fledermaushöhlenwelt eingetaucht und sieht sich fasziniert die unterschiedlichen Fledermäuse an.

Der Blick fürs Komische

In meinen Kursen zeige ich gerne ein Foto, auf dem ein Foyer mit einem Kontoauszugsdrucker neben einem Defibrillator und einem Notruftelefon zu sehen ist. Viele Menschen gehen daran vorbei, ohne dass ihnen die Komik dieses Ensembles auffällt. Wer aber offen für Humorvolles ist, wird wohl stehenbleiben und sich köstlich über dieses prachtvolle Katastrophenstillleben amüsieren. Auch im Spital ist es empfehlenswert, stets bereit für Humorvolles zu sein – für Hoppalas, überraschende Einsichten oder zufällige komische Ereignisse.

Humorvolles Verhalten, Komik und Spontaneität lassen sich leider nicht rein kognitiv erlernen. Die gute Nachricht ist: Sie können sich dafür entscheiden, grundsätzlich für Humor offen zu sein, ihn zu suchen, ihn zu üben und zu erwarten. Dies geht auch sehr gut ohne Clownsnase.

Absichtslosigkeit

Geschichten aus der Stille

Natürlich „wollen" wir Clowns etwas. Wir wollen all den Menschen Lachen bringen, die es besonders nötig haben. Das ist der Rahmen, die Grundlage unseres Tuns. Gleichzeitig lassen wir uns, wenn wir Clowns in den Zimmern stehen, auch von Absichtslosigkeit leiten. Wir achten darauf, zwischen unseren Action- und Showmomenten immer wieder Phasen der Ruhe zu schaffen. In diesen Momenten des „achtsamen Stillstands" tauchen dann manchmal wesentliche Themen auf. Patient*innen werden aktiv, sagen etwas, nehmen uns mit in ihre Welt. Es entsteht eine Dynamik des wechselseitigen Weiterführens der gemeinsam gesponnenen Geschichte im Krankenzimmer. Unsere Patient*innen schreiben unsere „Clownnummer" weiter mit: Begegnungskunst.

Nicht: „Alle Wege führen nach Rom", sondern: „Wow, wo haben wir uns jetzt gemeinsam hingezaubert?"

Verspieltheit

Was uns leitet: sich verspielt dahintreiben zu lassen und darauf zu vertrauen, dass etwas Spaßiges auftauchen wird. Der Verlockung widerstehen, einfach einem Plan zu folgen und aus dem Stand etwas vermeintlich Lustiges produzieren zu wollen.

Die Ausbildung zur ROTEN NASE

Unsere Clowns absolvieren eine berufsbegleitende Ausbildung, die etwa drei Jahre dauert. Neben erfahrenen Clowns, die wir Ihnen in der Anfangsphase zur Seite stellen, sowie Coachings mit unseren Clownexpert*innen, gibt es Blockwochen mit wunderbaren Clownlehrer*innen aus vielen Ländern. Inhalte und Themen sind die Arbeit an der eigenen Clown-Personage, an den Paarstrukturen (Wie ist das Verhältnis der beiden Clowns zueinander?), an der Bühnenpräsenz, Verwendung von Requisiten, Musik und vieles mehr. Als Regionaler Künstlerischer Leiter ist es meine Aufgabe, die jungen Clowns bei ihren Clown-Visiten zu begleiten, ihnen mit Fragen, Beobachtungen und Anregungen zur Seite zu stehen und sie so in ihrer Entwicklung zu unterstützen.

Hab Spaß an dem, was du tust!

Ich erinnere mich an ein junges Clown-Duo im Kinderspital. Die beiden konnten das frisch Erlernte gut umsetzen und sie bemühten sich auch redlich, komisch zu sein, so wie sie es in der Ausbildung gelernt hatten, doch der Funke zu den Kindern und Jugendlichen wollte nicht wirklich überspringen. In der Pause bat ich sie eindringlich, für die zweite Spielhälfte einmal alles zu vergessen, was sie gelernt hatten, und nur darauf zu achten, einfach Spaß zu haben. Wie im Bilderbuch legten sie los, waren umwerfend komisch und einige Kinder bogen sich vor Lachen.

Analog zu dieser Geschichte möchte ich Sie einladen, auch und gerade *wenn* es einmal stressig oder schwierig ist, etwas Ausgelassenheit und den eigenen Spaß an der Situation zu suchen. Verblüfft hat mich seinerzeit eine in der Altenpflege tätige Pflegefachassistentin mit ihrer Aussage: „Herr Urdl, meine Ausbildung hat zwei Jahre gedauert. Zwei lange Jahre. Und wissen Sie, was ich hier am häufigsten mache? Ich trage den Nachttopf hinaus! Und bei jedem zehnten Mal mache ich das besonders feierlich." Dann zeigte sie mir pantomimisch, wie sie den Nachttopf in beiden Händen erhobenen Hauptes zur Türe trug. Das war richtig komisch.

Empowerment

Wir Clowns bringen Unterstützung und Stärkung. Wie machen wir das? Wir scheitern oft. Wir sind vergesslich und benehmen uns manchmal daneben. Wir sind häufig in der Bredouille. Die Tasche gleitet uns aus der Hand und wenn wir uns bücken, um sie aufzuheben, fällt die Handpuppe auf den Boden. Wir greifen nach der Handpuppe und die Flöte rutscht aus dem Jackett. Aber seltsamerweise währt unser Dilemma nicht lange. Mit Flöte und Rassel erklingt nach kurzer Zeit ein rasantes Kinderlied im Boogie-Woogie-Stil.

Wie ein Phönix aus der Asche – die Kraft der Clowns

So wichtig es auch ist, sich mit dem Verstand mit schwierigen Situationen auseinanderzusetzen, die Clowns, ausgestattet mit jugendlicher Lebensenergie, bleiben in ihrer Naivität und Offenheit nicht an Problemen hängen. Sie nehmen an, was an Neuem auf sie zukommt. Unserem Publikum gefällt dies in der Regel sehr und es fragt sich: Wie machen das die Clowns? Patient*innen suchen nach Strategien, die wieder Kraft und Zuversicht geben. Vom Clown kann das Publikum lernen, wie der Weg aus dem Schlamassel heraus gelingen kann. Clowns hängen nicht in niedergeschlagenen Gefühlsschleifen. Etwas Neues kommt ins Blickfeld, stößt auf agiles, vitales Interesse und die Stimmung wird rasch besser. So kommen die Clowns wieder in den Zustand der Selbstbestimmung und gestalten aktiv, was sie tun möchten. Der Clown kann als Impulsgeber zur Selbstermächtigung verstanden werden, auch wenn es manchmal nur einige Zeilen eines Songs sind, die er von sich gibt. So macht er Mut und gibt Kraft.

Reggae in der Reha

Nördlich von Graz gibt es eine große Kinderrehaklinik, die wir seit vielen Jahren regelmäßig besuchen. Wir statten auch den Erwachsenen jedes Mal einen Besuch ab. Bei einem dieser Besuche komme ich an einer kleinen Menschengruppe vorbei: Drei Pflegerinnen helfen einem Mann aus dem Rollstuhl hoch und befestigen seine Beine mit Klettband an einer Vorrichtung, sodass er nun mit dieser Unterstützung wieder stehen kann. Ich habe nach diesem Vorgang mit einer Pflegerin gesprochen. Es besteht begründete Hoffnung, dass der Mann wieder selbstständig ohne Hilfen gehen wird können, aber der Weg dorthin ist ein langer und mühsamer.

Ich bleibe kurz bei der Gruppe stehen und suche Blickkontakt, aber alle sind mit voller Konzentration dabei, dem Mann hochzuhelfen. Ich nehme nun meine kleine Clown-Gitarre zur Hand und singe zu einem Reggaerhythmus: „Get up, stand up, stand up for your right. Get up, stand up, don't give up the fight, don't give up the fight." Nun warte ich auf eine Reaktion, auf einen Blick, ein Lächeln, einen kurzen Kommentar. Aber es geschieht nichts, gar nichts. Keine Reaktion. Oh je, da bin ich wohl voll daneben mit meinem Spielangebot. Peinlich! Ich hoffe insgeheim, dass sich die Erde vor mir auftut und ich unauffällig von diesem Ort verschwinden kann. Tja, manchmal geht ein Plan nicht auf. Ich stehle mich davon und denke mir, dass ich mich wohl im Alter des Mannes verschätzt haben werde. Vielleicht war Bob Marley nicht die beste Wahl. Besser wäre wohl ein Lied von Peter Alexander oder Freddy Quinn gewesen, aber: too late.

Als ich etwa zehn Minuten später wieder an diesem Ort vorbeikomme, steht der Mann noch immer da; allein an dieser Vorrichtung befestigt und seine Beinmuskulatur trainierend. Er sieht mich und winkt mich mit unbeweglichem Gesicht zu sich. Ich nähere mich langsam und habe keine Ahnung, was er nun vorhat. Als ich vor ihm stehe, beugt er seinen Kopf in meine Richtung und flüstert mit nachdrücklicher Stimme, wobei er jedes Wort einzeln betont: „I will never give up the fight!"

Gehirnregionen und ihre entsprechenden Ausdrucksformen des Humors

Irgendwann während der Unterrichtsvorbereitung zu unserem dritten Ausbildungsjahrgang für angehende ROTE-NASEN-Clowns ist mir plötzlich klargeworden: Es gibt spannende Parallelen zwischen den drei Gehirnteilen und verschiedenen Ausdrucksweisen der Clownerie, die man ihnen zuordnen kann. Dieser neue Blickwinkel bietet wunderbare Anregungen, um Humor in Ihrem Berufsalltag einzusetzen. Vorausgesetzt, Sie haben manchmal Lust, Ihr schauspielerisches Talent dezent, aber wirkungsvoll einzubringen.

Dazu erstmal etwas Theorie. Das Gehirn gliedert sich entwicklungsgeschichtlich in drei große Bereiche, die für unterschiedliche Funktionen zuständig sind: in das Stammhirn, das Limbische System und den Neocortex.

Das Stammhirn

Das **Stammhirn** reguliert lebenswichtige Grundfunktionen und steuert die grundlegende, unwillkürliche Motorik, den Blutkreislauf, die Atmung und die Verdauung. Es regelt Herzschlag und Blutdruck und ist auch für Instinkt, Wärmeregulierung und Fortpflanzung zuständig.

Analog dazu können wir diesen Steuerungsfunktionen spezielle Arten der Clownerie zuordnen. Clowns, die ihre Art von Komik auf diesen Stammhirnfunktionen aufbauen, arbeiten mit der Schwerkraft. Sie balancieren Dinge, jonglieren mit Äpfeln, Bällen und Keulen, haben Probleme mit der Schwere oder der Leichtigkeit von Objekten. Sie machen Slapstick, stolpern, bleiben hängen, arbeiten mit dem „point fixe", einem imaginären, fixen Punkt, indem sie zum Beispiel einen schwebenden Koffer scheinbar nicht vom Fleck kriegen. Sie umkreisen ihn, wechseln die Hand und können ihn dennoch offenbar nicht hochheben oder auf den Boden stellen. Sie beschäftigen sich damit, dass etwas zu groß, zu klein, zu heiß, zu kalt, zu dünn oder zu dick ist. Sie kommen nicht durch den Türrahmen, sind manchmal entspannt wie ein Siebenschläfer und dann wieder angespannt, wie Tarzan im Lianenschwung auf dem Weg zu Jane.

Physical Clowning: Clownen mit dem Körper

Wir bezeichnen den Oberbegriff all dieser Techniken und Fertigkeiten als „Physical Clowning". Wir spielen mit den Möglichkeiten des Körpers, seiner Begrenztheit und seiner Ungeschicklichkeit, aber auch seiner Virtuosität. Es geht hierbei nicht darum, Emotionen zu zeigen oder mit Worten Geschichten zu erzählen. Wenn schon etwas aus dem Mund dringt, dann sind es höchstens Laute des Staunens oder der Anstrengung.

Ein berühmtes Beispiel für diese Art von Komik ist die Szene aus dem Sketch „Ministry of Silly Walks", in der der Monty-Python-Darsteller John Cleese in der Hauptrolle mit ernster Miene und grotesken Bewegungen durch London stakst (unter dem QR-Code rechts zu finden).

Die kindliche Freude des alten Mannes

Eine Gesundheits- und Krankenpflegerin erzählte mir folgende Begebenheit aus ihrer Ausbildungszeit:

> Das Mittagessen wird serviert. Gemeinsam mit zwei weiteren Kolleginnen geht sie zu einem älteren Mann, dessen Beine amputiert sind. Eine Pflegestudierende links, die andere rechts, greifen ihm

nun unter die Arme, um ihn im Bett für die Mahlzeit aufzusetzen. Sie tun dies allerdings viel zu schwungvoll und der Mann kippt nach vorne und fällt unsanft mit Oberkörper und Gesicht der Länge nach auf die Bettdecke. Nach einem kurzen Schreckmoment lacht er los und ist kaum zu beruhigen. Die Pflegerin beschrieb sein Lachen als sehr kindlich und herzhaft, so wie Kinder lachen, die auf der Wiese herumtollen. Er hat offensichtlich als alter Mann die Freude am körperlichen Herumtollen nicht verloren und steckt nun alle Beteiligten mit seinem Lachen an. Weder seine Beeinträchtigung noch das Missgeschick der Pflegestudierenden sind auf irgendeine Weise Thema, nur der Spaß daran, herumgeschleudert zu werden. Reine Freude am körperlichen Erlebnis.

Unsere Lektionen in Physical Clowning

Als 2015 die vielen Geflüchteten aus Syrien über das Meer zu uns kamen, war es uns ROTEN NASEN ein großes Bedürfnis, auch diesen Menschen mit unserer Kunst Freude zu schenken, entsprechend unserem Motto, Humor und Lachen jenen zu bringen, die es besonders benötigen.

In einer großen Halle südlich von Graz waren monatelang etwa 1600 geflüchtete Personen untergebracht, davon mehr als die Hälfte Kinder. Mithilfe von Baugittern wurden kleine Kojen geschaffen, die notdürftig mit Decken abgehängt wurden, um etwas Privatsphäre herzustellen. Diese Menschen hatten bereits Wochen voller Entbehrungen und Strapazen hinter sich und waren nun hier angelangt, mit nichts mehr als dem, was sie am Körper trugen. Was machten wir nun, wir Clowns?

Wir hatten kleine Instrumente mitgebracht und zogen mit unserer Musik durch die Halle. Immer mehr Kinder schlossen sich uns an. Wir luden sie ein, mitzuspielen, und der Zug wurde immer länger.

Die Erwachsenen staunten und konnten es nicht fassen, nach all der Zeit der Flucht und Not ihre Kinder wieder lachen zu sehen. Ein Hauch von Staunen und Unbeschwertheit zog durch die Halle. An einem großen Platz machten wir Halt, zeigten Kunststücke, jonglierten und zauberten. All dies ohne die Verwendung von Sprache. Arabisch oder Kurdisch, das beherrschten wir nicht.

Das war unsere Lektion, wozu „Physical Clowning" in der Lage ist. Ich gestehe, jeder und jede von uns hatte seine und ihre Momente der Überforderung und Unsicherheit. Gleichzeitig hatten wir das Gefühl, wir müssten das Richtige tun, auch wenn es dann und wann „learning by doing" war. Am Ende eines dieser Spektakel kam ein älterer Mann quer durch den Raum auf mich zu. Er hatte mich schon länger mit seinem Blick fixiert, was mich etwas beunruhigte. Mir wurde etwas mulmig zumute. Als er vor mir stand, streckte er seine Hand aus, ergriff die meine, drückte sie lange und fest und sagte langsam und deutlich: „Dankeschön!"

Wenn wir nun an das Krankenhaus denken, dann sehen wir, dass viele Patient*innen und auch Pflegepersonal aus den unterschiedlichsten Ländern kommen. Hier ist es naheliegend, dass in der Kommunikation auch auf Hände, Füße und Grimassen zurückgegriffen wird. Mit etwas Fantasie und Mut lässt sich damit vieles an Verständigung bewerkstelligen. Das Völkerverbindende der Komik ist eine wertvolle Ressource.

Humor und Fantasie, 3× tgl.

Im Spital gibt es häufig bunte Bodenmarkierungen, die die Patient*innen im scheinbaren Labyrinth des Krankenhauses sicher zu ihrem gewünschten Zielort leiten sollen. Wie wäre es, wenn Sie am Faschingsdienstag einmal auf einer dieser Linien balancieren wie eine Hochseilartistin unter der Zirkuskuppel? Wie könnte es aussehen, wenn Ihr Klemmbrett plötzlich ein Eigenleben entwickelt und Ihnen voraus zum Pflegestützpunkt schwebt? Wenn Sie die Tür öffnen, die nächsten Patient*innen aufrufen und plötzlich bemerken, dass Ihre Hand an der Klinke festgeklebt ist? Lassen Sie einen Kugelschreiber fliegen oder eine Nierenschale elegant durchs Dienstzimmer schweben. UFO-Alarm!

Spontan und mit Augenmaß eingesetzt, verfehlt dieses Verhalten seine Wirkung sicher nicht. Es eröffnet Möglichkeiten, um mit Kolleg*innen und Patient*innen nonverbal in Kontakt zu treten, bringt ein spielerisches Momentum und entführt die Anwesenden weg vom Spitalsalltag in eine Fantasiewelt. Es lenkt ab von den Sorgen, den Ungewissheiten, der Langeweile und den Unannehmlichkeiten eines Spitalsaufenthaltes.

Das Limbische System

Das **Limbische System**, dieser entwicklungsgeschichtlich etwas jüngere Hirnteil, ist zuständig für die Fähigkeit, Emotionen zu empfinden und auszudrücken. Es steuert etwa das Sexualverhalten, die elterliche Fürsorge sowie das Hunger- und Sättigungsgefühl.

Mit Gefüüühl!

Das Universum an Emotionen ist sozusagen die Kernkompetenz des Clowns, dort ist er zu Hause. In der Fähigkeit, all die großen und kleinen Gefühle, das Glückserleben und die Freude, aber auch den Ärger oder die Wut, kurzum alle Emotionen, die wir uns nur vorstellen können, wahrzunehmen und seinem Publikum zu zeigen.

Alle großen Meister*innen dieses Faches nehmen uns mit in ihre Welt der Gefühle. Die Reihe ist schier endlos. Ich zähle hier nur wenige auf, wie etwa Grock, Charlie Chaplin und Dimitri, Gardi Hutter, Hermann van Veen oder Bernhard Paul. Ihr immenses Vermögen, Gefühle auszudrücken, von sehr poetisch und zart bis hin zu kräftigen Momenten, macht einen wesentlichen Teil ihrer Faszination aus. Eine wahre Achterbahnfahrt durch die menschliche Seele.

Die Lust, ein bisschen von sich zu zeigen

Gerade im Krankenhaus sind Gefühle allgegenwärtig. In der Sorge der Menschen, in ihrer Hoffnung, ihrem Bangen und ihrer Freude. Wie unterschiedlich können doch die Emotionen auf einer Neonatologie sein. Oft gehüllt in Stille verbergen sich Sorge, Freude, Hoffnung und Verzauberung Bett an Bett. Wie gut es doch ist, wenn eine Pflegekraft den Raum betritt und in der Lage ist, die Stimmung aufzunehmen. Sie kann dann entscheiden, wann und wie sie sich auf der emotionalen Ebene bewegt, jemanden freundlich anspricht und sich über einen Genesungsfortschritt freut.

Als Pflegekraft kann ich meine Emotionalität zeigen, indem ich Blumen achtsam in eine Vase mit frischem Wasser stelle oder mich mit Kolleg*innen und Patient*innen unterhalte. Ich kann die durchs Fenster hereinströmenden Sonnenstrahlen genießen oder eine freundliche Bemerkung machen. Es benötigt aber nicht immer Worte. Auch Gesten und Blicke können Gefühle wunderbar zum Ausdruck bringen. Wir tun dies im Alltag ohnehin ständig. Die Schwelle, über die wir hier schreiten, ist, diese Ausdrucksformen auch in einem humorvollen Sinn zu gestalten und sie willentlich und bewusst einzusetzen.

Persönlichkeit und eigener Stil: Die humorvolle Note im Pflegealltag

Der Spitals- und Pflegealltag erfordert das Ausführen einer Vielzahl von Tätigkeiten, die von der Pflegekraft zu vollziehen sind, auf die sie in der Regel aber keinen oder wenig Einfluss hat. *Wie* sie dies allerdings tut, ist ihre Entscheidung. Und hier gibt es nun unzählige Möglichkeiten, etwas von der eigenen Persönlichkeit, vom eigenen Stil aufblitzen zu lassen und damit die Atmosphäre auf der Station zu bereichern.

Der Neocortex

Der **Neocortex** ist zuständig für die Sprache und das Denken, für kognitives Entscheiden, für Problemlösungen, die Verarbeitung von Sinneseindrücken und für willkürliche Motorik, wie etwa das Greifen nach einem Gegenstand. Er hilft uns, zu planen, zu abstrahieren und zu sprechen, und ist der Sitz des Ich-Bewusstseins.

Der Clown hat es hingegen nicht so mit dem Denken, es ist nicht seine große Stärke. Er versucht es zwar immer wieder mit Pfiffigkeit, aber letztendlich kommt er damit nicht allzu weit und scheitert an der Selbstüberschätzung seines Denkvermögens und an seinem Halbwissen.

Akrobatik mit Worten

Im Pflegealltag ist hier hauptsächlich die spezielle Art von Humor zu erwähnen, die sich aus der Verwendung der Sprache und des Denkens ergibt. Doppeldeutigkeiten, Missverständnisse, Denkfehler, das Spiel mit der eigenen Unklugheit, aber auch lustige Erzählungen, Witze, alberne Kommentare und komische Konversationen fallen in diesen Bereich, kurzum: alles, was mit Worten ausgedrückt werden kann.

> Bei der Dienstübergabe. Diensthabender Arzt: „Hast du schon ein Einzelgespräch geführt?"
>
> Zweiter diensthabender Arzt: „Ja, mit mir selbst habe ich gesprochen." (Biemann, 2021)

> Manche Patient*innen schaffen es sogar, das Pflegepersonal unter Vollnarkose zum Lachen zu bringen. Eine OP-Pflegerin erzählt: Ein junger Mann wird in Vollnarkose versetzt. Anschließend erhält er routinemäßig einen Harnkatheter. Als sie seine OP-Netzhose hinunterzieht, kommt ein großes Tattoo zum Vorschein: „Oh Baby, take it, it's all yours!"

Ein Beispiel aus dem Bereich „bewusstes Missverständnis":

Arztvisite. Arzt: „Sie werden morgen entlassen."

Patient: „Ich hab gar nicht gewusst, dass ich bei Ihnen angestellt bin." (Biemann, 2021)

Selbstermutigung

„Ich bin eine einfache Krankenpflegerin. Ich kann einfach alles!"

Oft ist die Dosierung das entscheidende Kriterium für eine gelingende Humorintervention. Im Geschehen zu sein, das Erforderliche zu tun und dann im rechten Augenblick die Situation spontan heiter zu kommentieren oder schlagfertig auf eine launige Aussage einer Patientin zu reagieren.

Patientin zum Pfleger: „Mein Name ist Scherz, das ist kein Witz!"

Pfleger zur Patientin: „Dann werden wir noch viel Spaß miteinander haben."

Ausblick

Und was nun? Bleiben Sie dran an Ihrer Freude und Lust, humorvoll zu agieren. Im Buch finden Sie eine breite Palette an Anregungen, wie Sie Humor in Ihrem Arbeitsalltag einbringen können. Was davon nehmen Sie gerne mit?

Im Humor wird Menschlichkeit besonders spürbar. Seien Sie deshalb mutig, probieren Sie Neues aus: Blicke, Gesten, Worte, nette, nonverbale Gebärden oder launige Antworten.

Auf Humorsafari gehen

Suchen Sie bewusst das Komische, seien Sie offen dafür. Vor einigen Jahren habe ich lange überlegt, welches Auto ich mir zulegen sollte. Nachdem die Entscheidung gefallen war, sah ich plötzlich überall Autos dieser Marke. Wir Menschen finden das, wonach wir Ausschau halten. Versuchen Sie deshalb, den Fokus auf Amüsantes und Witziges in Ihrer Umgebung zu richten. Ich sage Ihnen, es gibt mehr davon, als Sie denken. Die humorvolle, persönliche Begegnung ist auch ein vitaler Gegenpol zum gegenwärtigen Trend, mehr und mehr Zeit hinter dem Smartphone oder den Patientenakten am Computerbildschirm zu verbringen.

Jede Pflegekraft hat ihren eigenen Geschmack. Suchen Sie sich Ihre persönlichen Humorfrüchte aus der eingangs erwähnten Humorobstschale aus und teilen Sie diese mit Ihren Kolleg*innen und Patient*innen in launigen Gesprächen.

Interkulturelle Kommunikation

Sowohl Patient*innen als auch Pflegende kommen aus verschiedensten Ländern und sprechen unterschiedliche Sprachen. Die universelle Sprache des Humors wird allerdings überall verstanden. Sie ist ein

Klebstoff zwischen den Menschen, den jungen, den alten, jedweden Geschlechts, wo auch immer sie herkommen. Jetzt sind sie hier und wir können sie mit Humor einladen, ein Stück des „Genesungsweges" gemeinsam zu gehen.

Empathie als Schlüssel

Die Benimmregeln und die Grenzen des guten Geschmacks sind zum einen oftmals eine Frage der Geographie, zum anderen verändern sie sich auch im Laufe der Zeit. Was gestern noch als spaßig galt, wird heute oft nicht mehr als lustig oder angemessen empfunden. Deshalb ist es wichtig, nicht wahllos in eine vermeintlich altbewährte Humorkiste zu greifen, sondern den Menschen, der vor Ihnen steht, genau wahrzunehmen. Zu sehen, was ihn beschäftigt, was ihn ausmacht und welche Ideen Ihnen zu ihm einfallen. Durch Einfühlsamkeit gewinnen Sie ein gutes Bild Ihres Gegenübers. Dann ist die Gelegenheit für humorvolle und wirksame Kommunikation gekommen! Dieser Zugang zu Humor bleibt zeitlos richtig. Machen Sie Humor zum Gesprächsthema, lachen Sie bisweilen auch über eigene Missgeschicke, lassen Sie andere an Ihren humorvollen Erlebnissen teilhaben.

Humorpost erbeten

Zum Schluss habe ich noch eine Bitte: Die Arbeitsblätter zu diesem Buch bieten eine gute Möglichkeit, Ihren Kolleg*innen das Thema Humor näherzubringen. Hängen Sie diese im Pflegestützpunkt auf (die Arbeitsblätter!), und wenn sie vollgeschrieben sind, fotografieren Sie diese einfach ab und senden sie an **humor@hannes-urdl.at**. Ich sammle auch leidenschaftlich humorvolle Geschichten aus dem Spital. Haben Sie eine für mich?

Ich wünschen Ihnen viel Spaß und Mut beim Entfalten Ihres Humorpotenzials und sage Ihnen: EKG – Es kann gelingen!

Danke für Ihre Aufmerksamkeit! Verneigung!

Literaturverzeichnis

Biemann, G. (2021). Stilblüten zum Verschenken. Über mehr als zwanzig Jahre liebevoll gesammelt. All jenen gewidmet, die an der Alterspsychiatrie großartige Arbeit machten – und immer noch tun. Unverlegt.

Bischofberger, I. (2002). Das kann ja heiter werden. Humor und Lachen in der Pflege. (2. Auflage) Hans Huber.

Duden (2024). Spieltheorie. Letzter Zugriff unter https://www.duden.de/rechtschreibung/Spieltheorie am 15.10.2024.

Edwards, G., Gelencsér, T., Gundolf, M., Houdek, L. & Wojtkowiak-Williams, A. (2021). When Guillaume Smiles – A Serious Look at Humour in Healthcare. Red Noses Clowndoctors International.

Falkenberg, I., McGhee, P. & Wild, B. (2013). Humorfähigkeiten trainieren. Schattauer.

Fallmann, S. (2011). Humor in der Pflege. Denn Lachen ist gesund. Fachbereichsarbeit.

Gferer, A. (2023). Pflegepersonal erfolgreich binden. Handlungsfelder und Lösungsansätze für das Pflegemanagement. Facultas.

Hirsch, R. D. (2001). Humor in der Psychotherapie alter Menschen. In: Hirsch, R. D., Bruder, J. & Radebold, H. (Hrsg.). Heiterkeit und Humor im Alter. Schriftenreihe der Deutschen Gesellschaft für Gerontopsychiatrie und -psychotherapie.

Hirsch, R. D. (2019). Das Humor-Buch. Die Kunst des Perspektivenwechsels in Theorie und Praxis. Schattauer.

Korp, H. (2020). Am Ende ist nicht Schluss mit lustig. (3. Auflage) Gütersloher Verlagshaus.

Lehofer, M. (2021). Alter ist eine Illusion. Gräfe und Unzer.

McGhee, P. (2001). International Summer School and Colloquium on Humour and Laughter. Theory, Research and Applications at Queen's University of Belfast, Northern Ireland.

Pfandl-Waidgasser, A. (2011). Spielerischer Ernst. Clowneske Interventionen in der Krankenhausseelsorge. Kohlhammer.

Prehm, M. (2018). Pflege deinen Humor. Springer.

Ruch, W. (2008). Psychology of Humor. In: Raskin, V. The primer of humor research. Mouton de Gruyter.

Schulte-Frohlinde, K. (2005). Humortheorien der Gegenwart. Anton C. Zijdervelds Theorie der concepts of humor and laughter. Grin.

Science ORF (2024). Auch Affen haben Humor. Letzter Zugriff unter https://science.orf.at/stories/3223593 am 09.10.2024.

Wild, B. (Hrsg.) (2016). Humor in Psychiatrie und Psychotherapie. Neurobiologie – Methoden – Praxis. Schattauer.

Zehetbauer, J. (1993). Körpereigene Drogen. Die ungenutzten Fähigkeiten unseres Gehirns. (3. Auflage) Artemis & Winkler.

Dank

Ein unerschöpflicher Quell der Inspiration sind für mich meine Humorworkshops für helfende und pflegende Berufe. All die Krankenschwestern und -brüder, die Pflegekräfte, Ärzt*innen, Therapeut*innen und Seniorenanimateur*innen haben mir mit ihren Fallschilderungen und Erzählungen zu einem riesigen Pool an Informationen und Einblicken in die Pflegepraxis vieler Einrichtungen verholfen. Ihnen möchte ich meinen besonderen Dank aussprechen!

Meine Zeit bei den ROTEN NASEN hat mich künstlerisch und menschlich sehr geprägt. Auch die intensive Beschäftigung mit Humor in der Pflege innerhalb der Organisation der ROTEN NASEN war für mich ein inhaltlicher Grundstock, der mir geholfen hat, dieses Buch zu schreiben. Hier möchte ich besonders Lorenz Wenda und Martin Beck danken, die mich mit analytischer Schärfe und Beherztheit immer wieder inspiriert haben.

Herzlicher Dank für die großartige Sammlung an Stilblüten aus dem Spital geht an Gundula Biemann, Ärztin und Humorcoach!

Ein besonders großes Dankeschön geht an Cornelia Russ vom facultas Verlag! Es ist gut, jemanden wie Sie als Ansprechperson für Fragen aller Art zu haben, und natürlich auch an Laura Hödl für das fachkundige und pfiffige Lektorat!

Sehr hilfreich waren die minutiösen Rückmeldungen, Fragen und ausführlichen Gespräche mit Barbara Zoe Sammer (www.sammeer.at). Herzlichen Dank!

Ilse Murnig, dir möchte ich besonders fürs Vorablesen und die beherzte Korrektur des Manuskripts danken! Keine Fehler mehr bei Groß- und kleinschreibunG!

Arbeitsblätter

Der obige QR-Code führt Sie zu den Arbeitsblättern zu diesem Buch.